U0147479

随身听中医传世经典系列

总主编◎裴颢

清·徐灵胎◎撰

# 医学源流论

中国健康传媒集团
中国医药科技出版社

**图书在版编目（CIP）数据**

医学源流论 /（清）徐灵胎撰 . —北京：中国医药科技出版社，2024.4
（随身听中医传世经典系列）
ISBN 978-7-5214-3018-9

Ⅰ . ①医… Ⅱ . ①徐… Ⅲ . ①医论—中国—清代 Ⅳ . ① R2-53

中国版本图书馆 CIP 数据核字（2022）第 021993 号

| | | | |
|---|---|---|---|
| **策划编辑** | 白 极 | **美术编辑** | 陈君杞 |
| **责任编辑** | 李亚旗 | **版式设计** | 也 在 |

出版 **中国健康传媒集团** │ 中国医药科技出版社
地址 北京市海淀区文慧园北路甲 22 号
邮编 100082
电话 发行：010-62227427 邮购：010-62236938
网址 www.cmstp.com
规格 880×1230mm $\frac{1}{64}$
印张 2 $\frac{3}{8}$
字数 69 千字
版次 2024 年 4 月第 1 版
印次 2024 年 4 月第 1 次印刷
印刷 北京金康利印刷有限公司
经销 全国各地新华书店
书号 ISBN 978-7-5214-3018-9
定价 24.00 元

获取新书信息、投稿、
为图书纠错，请扫码
联系我们。

# 内容提要

《医学源流论》属医论著作。分上下两卷，清代徐大椿（字灵胎）于乾隆二十二年（1757）著，时年灵胎65岁，此书是其主要的医学论文集，共收其评论文章九十九篇。上卷论经络脏腑、脉、病、方、药；下卷论治法、书论、各科、古今。内容纵横捭阖，触及之处，每有新见，发前人所未发，言常人所不敢言，针砭时弊甚多，道理论述深湛。如其在《人参论》中称人参为"医家邀功避罪之圣药也"；《用药如用兵论》"传经之邪，而先夺其未至，则所以断敌之要道也"影响了后世截断疗法的产生；《涉猎医书误人论》"涉猎之人，久而自信益真，始误他人，继误骨肉，终则自误其身"。此等评述，切中要害，妙语连珠，今日观之，亦拍案叫绝。清代纪昀谓此书"持论多精凿有据，切中庸医之弊"，将其收入《四库全书·子部》中。

# 出版者的话

中医学是中华文明的瑰宝，是中国优秀传统文化的重要组成部分，传承发展中医药事业是适应时代发展要求的历史使命。《关于促进中医药传承创新发展的意见》指出：要"挖掘和传承中医药宝库中的精华精髓"，当"加强典籍研究利用"。"自古医家出经典"，凡历代卓有成就的医家，均是熟读经典、勤求古训者，他们深入钻研经典医籍，精思敏悟，勤于临证，融会贯通，创立新说，再通过他们各自的著作流传下来，给后人以启迪和借鉴。因此，经典医籍是经过了千百年来的临床实践证明，所承载的知识至今仍然是中医维护健康、防治疾病的准则，也是学习和研究中医学的必由门径。

中医传承当溯本求源，古为今用，继承是基础，应熟谙经典，除学习如《黄帝内经》《伤寒杂病论》等经典著作外，对后世历代名著也要进行泛览，择其善者而从之，如金元四家及明清诸家著作等，可扩大知识面，为临床打好基础。

然而中医典籍浩如烟海，为了帮助读者更好地"读经典做临床"，切实提高中医临床水平，我社特整理出版了《随身听中医传世经典系列》，所选书目涵盖了历代医家推崇、尊为必读的经典著作，同时侧重遴选了切于临床实用的著作。为方便读者随身携带，可随时随地诵读学习，特将本套丛书设计为口袋本，行格舒朗，层次分明，同时配有同步原文诵读音频二维码，可随时扫码听音频。本套丛书可作为中医药院校学生、中医药临床工作者以及广大中医药爱好者的案头必备参考书。

本次整理，力求原文准确，每种古籍均遴选精善底本，加以严谨校勘，若底本与校本有文字存疑之处，择善而从。整理原则如下。

（1）全书采用简体横排，加用标点符号。底本中的繁体字、异体字径改为规范简体字，古字以今字律齐。凡古籍中所见"右药""右件""左药"等字样中，"右"均改为"上"，"左"均改为"下"。

（2）凡底本、校本中有明显的错字、讹字，经校勘无误后予以径改，不再出注。

（3）古籍中出现的中医专用名词术语规范为现代通用名。如"藏府"改为"脏腑"，"旋复花"改为"旋覆花"等。

（4）凡方药中涉及国家禁猎及保护动物（如虎骨、羚羊角等）之处，为保持古籍原貌，未予改动。但在临床应用时，应使用相关代用品。

希望本丛书的出版，能够为读者便于诵读医籍经典、切于临床实用提供强有力的支持，帮助读者学有所得、学有所成，真正起到"读经典，做临床，提疗效"的作用，为中医药的传承贡献力量。由于时间仓促，书中难免存在不足之处，亟盼广大读者提出宝贵意见，以便今后修订完善。

中国医药科技出版社

2022 年 3 月

# 自　叙

医，小道也，精义也，重任也，贱工也。古者大人之学，将以治天下、国家，使无一夫不被其泽，甚者天地位而万物育，斯学者之极功也。若夫日救一人，月治数病，顾此则失彼，虽数十里之近，不能兼及。况乎不可治者，又非能起死者而使之生，其道不已小乎？虽然，古圣人之治病也，通于天地之故，究乎性命之源，经络脏腑，气血骨脉，洞然如见，然后察其受病之由，用药以驱除而调剂之。其中自有玄机妙悟，不可得而言喻者，盖与造化相维，其义不亦精乎？道小，则有志之士有所不屑为；义精，则无识之徒有所不能窥也。人之所系，莫大乎生死。王公大人，圣贤豪杰，可以旋转乾坤，而不能保无疾病之患。一有疾病，不得不听之医者，而生杀唯命矣。夫一人系天下之重，而天下所系之人，其命又悬于医者，下而一国一家所系之人，更无论矣，其任不亦重乎！而独是其人者，又非有爵禄道德之尊，父兄师保之重。既非世之所隆，而其人之自视，亦不过为衣食口腹之计。虽以一介之微，呼之而立至，其业不甚贱乎？任重，则托之者必得伟人。工贱，则业之者必无奇士。所以势出于相违，而道因之易坠也。余少时颇有志于穷经，而骨肉数人疾病连年，死亡略尽。于是博览方书，寝食俱废，如是数年，虽无生死肉骨之方，实有寻本溯源之学。九折臂而成医，至今尤信。而窃慨唐宋以来，无儒者为之振兴，视为下业，逡巡失传，至理已失，良法并亡。怒焉伤怀，恐自今以往不复有生人之术。不揣庸妄，用敷厥言，倘有所补所全者，或不仅一人一世已乎？

乾隆丁丑秋七月洄溪徐大椿书于

吴山之半松书屋

# 目　录

## 卷 下

# 卷　上

## 元气存亡论

　　养生者之言曰：天下之人，皆可以无死。斯言妄也。何则？人生自免乳哺以后，始而孩，既而长，既而壮，日胜一日。何以四十以后，饮食奉养如昔，而日且就衰？或者曰嗜欲戕之也，则绝嗜欲，可以无死乎？或者曰劳动贼之也，则戒劳动，可以无死乎？或者曰思虑扰之也，则屏思虑，可以无死乎？果能绝嗜欲，戒劳动，减思虑，免于疾病夭札则有之。其老而眊，眊而死，犹然也。况乎四十以前，未尝无嗜欲劳苦思虑，然而日生日长；四十以后，虽无嗜欲劳苦思虑，然而日减日消。此其故何欤？盖人之生也，顾夏虫而却笑，以为是物之生死，何其促也，而不知我实犹是耳。当其受生之时，已有定分焉。所谓定分者，元气也。视之不见，求之不得，附于气血之内，宰乎气血之先。其成形之时，已有定数。譬如置薪于火，始燃尚微，渐久则烈，薪力既尽，而火熄矣。其有久暂之殊者，则薪之坚脆异质也。故终身无病者，待元气之自尽而死，此所谓终其天年者也。至于疾病之人，若元气不伤，虽病甚不死；元气或伤，虽病轻亦死。而其中又有辨焉。有先伤元气而病者，此不可治者也；有因病而伤元气者，此不可不预防者也；亦有因误治而伤及元气者，亦有元气虽伤未甚，尚可保全之者，其等不一。故诊病决死生者，不视病之轻重，而视元气之存亡，则百不失一矣。至所谓元气者，何所寄耶？五脏有五脏之真精，此元气之分体者也。而其根本所在，即《道经》所谓丹田，《难经》所谓命门，《内经》所谓七节之旁中有小心，阴阳阖辟存乎此，呼吸出入系乎此。无火而能令百体皆温，无水而能令五脏皆润。此中一线未绝，则生气一线未亡，皆赖此也。若夫有疾病而保全之法何如？盖元气虽自有所在，然实与脏腑相连属者也。寒热攻补，不得其道，则实其实而虚其虚，必有一脏大受其害。

邪入于中，而精不能续，则元气无所附而伤矣。故人之一身，无处不宜谨护，而药不可轻试也。若夫预防之道，惟上工能虑在病前，不使其势已横而莫救，使元气克全，则自能托邪于外。若邪盛为害，则乘元气未动，与之背城而一决，勿使后事生悔，此神而明之之术也。若欲与造化争权，而令天下之人终不死，则无是理矣。

## 躯壳经络脏腑论

凡致病必有因，而受病之处则各有部位。今之医者曰：病必分经络而后治之。似矣，然亦知病固非经络之所能尽者乎？夫人有皮肉筋骨以成形，所谓躯壳也。而虚其中，则有脏腑以实之。其连续贯通者，则有经有络贯乎脏腑之内，运乎躯壳之中，为之道路，以传变周流者也。故邪之伤人，或在皮肉，或在筋骨，或在脏腑，或在经络。有相传者，有不相传者，有久而相传者，有久而终不传者。其大端则中于经络者易传。其初不在经络，或病甚而流于经络者，亦易传。经络之病，深入脏腑，则以生克相传。惟皮肉筋骨之病，不归经络者，则不传，所谓躯壳之病也。故识病之人，当直指其病在何脏何腑，何筋何骨，何经何络，或传或不传，其传以何经始，以何经终。其言历历可验，则医之明者矣。今人不问何病，谬举一经以藉口，以见其颇识《内经》，实与《内经》全然不解也。至治之难易，则在经络者易治；在脏腑者难治，且多死；在皮肉筋骨者难治，亦不易死。其大端如此。至于躯壳脏腑之属于某经络，以审其针灸用药之法，则《内经》明言之，深求自得也。

## 表里上下论

欲知病之难易，先知病之浅深；欲知病之浅深，先知病之部位。夫人身一也，实有表里上下之别焉。何谓表？皮肉筋骨是也。何谓里？脏腑精神是也。而经络则贯乎其间。表之病易治而难死，里之病难治而易死。此其大略也。而在表在里者，又各有难易，此不可执一而论也。若夫病本在表，而传于里；病本在里，而并及于表，是为内外兼病，尤不易治。身半以上之病，往往近于热，身半以下之病，往往近于寒。此其大略也。而在上在下，又各有寒热，此亦不可执一而论也。若夫病本在上，而传于下，病本在下，而传于上，是之谓上下兼病，亦不易治。所以然者，无病之处多，有病之处少，则精力犹可维持，使正气渐充，而邪气亦去。若夫一人之身，无处不病，则以何者为驱病之本，而复其元气乎？故善医者，知病势之盛而必传也，豫为之防，无使结聚，无使泛滥，无使并合，此上工治未病之说也。若其已至于传，则必先求其本，后求其标，相其缓急而施治之。此又桑榆之收也。以此决病之生死难易，思过半矣。

## 阴阳升降论

　　人身象天地。天之阳藏于地之中者，谓之元阳。元阳之外护者谓之浮阳。浮阳则与时升降，若人之阳气则藏于肾中而四布于周身，惟元阳则固守于中，而不离其位。故太极图中心白圈，即元阳也。始终不动，其分阴分阳，皆在白圈之外。故发汗之药，皆鼓动其浮阳，出于营卫之中，以泄其气耳。若元阳一动，则元气离矣。是以发汗太甚，动其元阳，即有亡阳之患。病深之人，发喘呃逆，即有阳越之虞，其危皆在顷刻，必用参附及重镇之药，以坠安之。所以治元气虚弱之人，用升提发散之药，最防阳气散越，此第一关也。至于阴气则不患其升，而患其竭，竭则精液不布，干枯燥烈，廉泉玉英，毫无滋润，舌燥唇焦，皮肤粗槁。所谓天气不降，地气不升，孤阳无附，害不旋踵。《内经》云：阴精所奉其人寿。故阴气有余则上溉，阳气有余则下固，其人无病，病亦易愈。反此则危。故医人者，慎毋越其阳而竭其阴也。

## 治病必分经络脏腑论

病之从内出者，必由于脏腑；病之从外入者，必由于经络。其病之情状，必有凿凿可征者。如怔忡、惊悸为心之病，泄泻、臌胀为肠胃之病，此易知者。又有同一寒热而六经各殊，同一疼痛而筋骨皮肉各别。又有脏腑有病而反现于肢节，肢节有病而反现于脏腑。若不究其病根所在，而漫然治之，则此之寒热非彼之寒热，此之痛痒非彼之痛痒，病之所在全不关着，无病之处反以药攻之，《内经》所谓诛伐无过，则故病未已，新病复起，医者以其反增他病，又复治其所增之病，复不知病之所从来，杂药乱投，愈治而病愈深矣。故治病者，必先分经络脏腑之所在，而又知其七情六淫所受何因，然后择何经何脏对病之药，本于古圣何方之法，分毫不爽，而后治之，自然一剂而即见效矣。今之治病不效者，不咎己药之不当，而反咎病之不应药。此理终身不悟也。

## 治病不必分经络脏腑论

病之分经络脏腑，夫人知之。于是天下遂有因经络脏腑之说，而拘泥附会，又或误认穿凿，并有借此神其说以欺人者。盖治病之法多端，有必求经络脏腑者，有不必求经络脏腑者。盖人之气血，无所不通，而药性之寒热温凉，有毒无毒，其性亦一定不移，入于人身，其功能亦无所不到。岂有某药止入某经之理？即如参芪之类，无所不补，砒鸩之类，无所不毒，并不专于一处也。所以古人有现成通治之方，如紫金锭、至宝丹之类，所治之病甚多，皆有奇效。盖通气者，无气不通；解毒者，无毒不解；消痰者，无痰不消，其中不过略有专宜耳。至张洁古辈，则每药注定云独入某经，皆属附会之谈，不足征也。曰：然则用药竟不必分经络脏腑耶？曰：此不然也。盖人之病，各有所现之处，而药之治病，必有专长之功。如柴胡治寒热往来，能愈少阳之病；桂枝治畏寒发热，能愈太阳之病；葛根治肢体大热，能愈阳明之病。盖其止寒热，已畏寒，除大热，此乃柴胡、桂枝、葛根专长之事。因其能治何经之病，后人即指为何经之药。孰知其功能，实不仅入少阳、太阳、阳明也。显然者尚如此，余则更无影响矣。

故以某药为能治某经之病则可，以某药为独治某经则不可；谓某经之病，当用某药则可；谓某药不复入他经则不可。故不知经络而用药，其失也泛，必无捷效；执经络而用药，其失也泥，反能致害。总之变化不一，神而明之，存乎其人也。

## 肾藏精论

精藏于肾，人尽知之。至精何以生，何以藏，何以出？则人不知也。夫精，即肾中之脂膏也。有长存者，有日生者。肾中有藏精之处，充满不缺，如井中之水，日夜充盈，此长存者也。其欲动交媾所出之精，及有病而滑脱之精，乃日生者也。其精旋去旋生，不去亦不生。犹井中之水，日日汲之，不见其亏，终年不汲，不见其溢。《易》云：井道不可不革，故受之以革，其理然也。曰：然则纵欲可无害乎？曰：是又不然。盖天下之理，总归自然。有肾气盛者，多欲无伤，肾气衰者，自当节养。《左传》云：女不可近乎？对曰：节之。若纵欲不节，如浅狭之井，汲之无度，则枯竭矣。曰：然则强壮之人而绝欲，则何如？曰：此亦无咎无誉，惟肾气略坚实耳。但必浮火不动，阴阳相守则可耳。若浮火日动而强制之，则反有害。盖精因火动而离其位，则必有头眩、目赤、身痒、腰疼、遗泄、偏坠等症，甚者或发痈疽，此强制之害也。故精之为物，欲动则生，不动则不生。能自然不动则有益，强制则有害，过用则衰竭。任其自然，而无所勉强，则保精之法也。老子云：天法道，道法自然，自然之道，乃长生之诀也。

# 一脏一腑先绝论

人之死，大约因元气存亡而决。故患病者，元气已伤，即变危殆。盖元气脱，则五脏六腑皆无气矣。竟有元气深固，其根不摇，而内中有一脏一腑先绝者。如心绝，则昏昧不知世事。肝绝，则喜怒无节；肾绝，则阳道痿缩；脾绝，则食入不化；肺绝，则气促声哑。六腑之绝，而失其所司亦然。其绝之象，亦必有显然可见之处。大约其气尚存，而神志精华不用事耳，必明医乃能决之。又诸脏腑之中，惟肺绝则死期尤促。盖肺为脏腑之华盖，脏腑赖其气以养，故此脏绝，则脏腑皆无禀受矣。其余则视其绝之甚与不甚，又观其别脏之盛衰何如，更观其后天之饮食何如，以此定其吉凶，则修短之期可决矣。然大段亦无过一年者，此皆得之目睹，非臆说也。

## 君火相火论

近世之论，心火谓之君火，肾火谓之相火，此说未安。盖心属火，而位居于上，又纯阳而为一身之主，名曰君火，无异议也。若肾中之火，则与心相远，乃水中之火也，与心火不类，名为相火，似属非宜。盖阴阳互藏其宅，心固有火，而肾中亦有火。心火为火中之火，肾火为水中之火，肾火守于下，心火守于上，而三焦火之道路，能引二火相交。心火动，而肾中之浮火亦随之；肾火动，而心中之浮火亦随之。亦有心火动而肾火不动，其患独在心；亦有肾火动而心火不动，其害独在肾。故治火之法，必先审其何火，而后用药有定品。治心火，以苦寒；治肾火，以咸寒。若二脏之阴不足以配火，则又宜取二脏之阴药补之；若肾火飞越，又有回阳之法，反宜用温热，与治心火迥然不同。故五脏皆有火，而心肾二脏为易动，故治法宜详究也。若夫相火之说，则心胞之火能令人怔忡、面赤、烦躁、眩晕，此则在君火之旁，名为相火，似为确切。试以《内经》参之，自有真见也。

## 诊脉决死生论

生死于人大矣，而能于两手方寸之地，微末之动，即能决其生死，何其近于诬也？然古人往往百不失一者，何哉？其大要则以胃气为本。盖人之所以生，本乎饮食，《灵枢》云：谷入于胃，乃传之肺，五脏六腑皆以受气。寸口属肺经，为百脉之所会，故其来也，有生气以行乎其间，融和调畅，得中土之精英，此为有胃气。得者生，失者死，其大较也。其次，则推天运之顺逆。人气与天气相应，如春气属木，脉宜弦，夏气属火，脉宜洪之类。反是则与天气不应。又其次，则审脏气之生克。如脾病畏弦，木克土也。肺病畏洪，火克金也。反是则与脏气无害。又其次，则辨病脉之从违。病之与脉各有宜与不宜，如脱血之后，脉宜静细，而反洪大，则气亦外脱矣；寒热之症，脉宜洪数，而反细弱，则真元将陷矣。至于真脏之脉，乃因胃气已绝，不营五脏，所以何脏有病，则何脏之脉独现。凡此皆《内经》《难经》等书言之明白详尽，学者苟潜心观玩，洞然易晓，此其可决者也。至云诊脉，即可以知何病，又云人之死生，无不能先知，则又非也。盖脉之变迁无定，或有卒中之邪，未即通于经络，而脉一时未变者；或病轻而不能现于脉者；或有沉痼之疾，久而与气血相并，一时难辨其轻重者；或有依经传变，流动无常，不可执一时之脉，而定其是非者。况病之名有万，而脉之象不过数十种，且一病而数十种之脉，无不可见，何能诊脉而即知其何病？此皆推测偶中，以此欺人也。若夫真脏之脉，临死而终不现者，则何以决之？是必以望、闻、问三者合而参观之，亦百不失一矣。故以脉为可凭，而脉亦有时不足凭；以脉为不可凭，而又凿凿乎其可凭。总在医者熟通经学，更深思自得，则无所不验矣！若世俗无稽之说，皆不足听也。

## 脉症轻重论

人之患病，不外七情六淫，其轻重死生之别，医者何由知之？皆必问其症，切其脉，而后知之。然症脉各有不同，有现症极明，而脉中不见者；有脉中甚明，而症中不见者。其中有宜从症者，有宜从脉者，必有一定之故。审之既真，则病情不能逃，否则不为症所误，必为脉所误矣。故宜从症者，虽脉极顺而症危，亦断其必死。宜从脉者，虽症极险而脉和，亦决其必生。如脱血之人，形如死状，危在顷刻，而六脉有根，则不死。此宜从脉不从症也。如痰厥之人，六脉或促或绝，痰降则愈。此宜从症不从脉也。阴虚咳嗽，饮食起居如常，而六脉细数，久则必死。此宜从脉不宜从症也。噎膈反胃，脉如常人，久则胃绝而脉骤变，百无一生。此又宜从症不从脉也。如此之类甚多，不可枚举。总之脉与症分观之，则吉凶两不可凭；合观之，则某症忌某脉，某脉忌某症，其吉凶乃可定矣。又如肺病忌脉数，肺属金，数为火，火刑金也。余可类推，皆不外五行生克之理。今人不按其症，而徒讲乎脉，则讲之愈密，失之愈远。若脉之全体，则《内经》诸书详言之矣。

## 脉症与病相反论

症者，病之发现者也。病热则症热，病寒则症寒，此一定之理。然症竟有与病相反者，最易误治，此不可不知者也。如冒寒之病，反身热而恶热；伤暑之病，反身寒而恶寒。本伤食也，而反易饥能食；本伤饮也，而反大渴口干。此等之病，尤当细考，一或有误，而从症用药，即死生判矣。此其中盖有故焉。或一时病势未定，如伤寒本当发热，其时尚未发热，将来必至于发热，此先后之不同也；或内外异情，如外虽寒而内仍热是也；或有名无实，如欲食好饮，及至少进即止，饮食之后，又不易化是也；或有别症相杂，误认此症为彼症是也；或此人旧有他病，新病方发，旧病亦现是也。至于脉之相反，亦各不同。或其人本体之脉，与常人不同。或轻病未现于脉；或痰气阻塞，营气不利，脉象乖其所之；或一时为邪所闭，脉似危险，气通即复；或其人本有他症，仍其旧症之脉。凡此之类，非一端所能尽，总宜潜心体认，审其真实，然后不为脉症所惑。否则徒执一端之见，用药愈真而愈误矣。然苟非辨症极精，脉理素明，鲜有不惑者也。

## 中风论

今之患中风偏痹等病者，百无一愈，十死其九。非其症俱不治，皆医者误之也。凡古圣定病之名，必指其实。名曰中风，则其病属风可知，既为风病，则主病之方，必以治风为本。故仲景侯氏黑散、风引汤、防己地黄汤，及唐人大小续命等方，皆多用风药，而因症增减。盖以风入经络，则内风与外风相煽，以致痰火一时壅塞，惟宜先驱其风，继清痰火，而后调其气血，则经脉可以渐通。今人一见中风等症，即用人参、熟地、附子、肉桂等纯补温热之品，将风火痰气，尽行补住，轻者变重，重者即死。或有元气未伤，而感邪浅者，亦必迁延时日，以成偏枯永废之人。此非医者误之耶！或云：邪之所凑，其气必虚。故补正即所以驱邪，此大缪也！惟其正虚而邪凑，尤当急驱其邪，以卫其正。若更补其邪气，则正气益不能支矣。即使正气全虚，不能托邪于外，亦宜于驱风药中，少加扶正之品，以助驱邪之力。从未有纯用温补者。譬之盗贼入室，定当先驱盗贼，而后固其墙垣，未有盗贼未去，而先固其墙垣者。或云补药托邪，犹之增家人以御盗也。是又不然，盖服纯补之药，断无专补正不补邪之理，非若家人之专于御盗贼也，是不但不驱盗，并助盗矣。况治病之法，凡久病属虚，骤病属实。

所谓虚者，谓正虚也；所谓实者，谓邪实也。中风乃急暴之症，其为实邪无疑。天下未有行动如常，忽然大虚而昏仆者，岂可不以实邪治之哉？其中或有属阴虚、阳虚，感实、感寒之别，则于治风方中，随所现之症加减之。汉唐诸法俱在，可取而观也。故凡中风之类，苟无中脏之绝症，未有不可治者。余友人患此症者，遵余治法，病一二十年而今尚无恙者甚多。惟服热补者，无一存者矣。

## 臌膈论

臌膈同为极大之病，然臌可治，而膈不可治。盖臌者，有物积中，其症属实；膈者，不能纳物，其症属虚。实者可治，虚者不可治，此其常也。臌之为病，因肠胃衰弱，不能运化，或痰或血，或气或食，凝结于中，以致膨脝胀满。治之当先下其结聚，然后补养其中气，则肠胃渐能克化矣。《内经》有鸡矢醴方，即治法也。后世治臌之方，亦多见效。惟脏气已绝，臂细脐凸，手心及背平满，青筋绕腹，种种恶症齐现，则不治。若膈症，乃肝火犯胃，木来侮土，谓之贼邪，胃脘枯槁，不复用事，惟留一线细窍，又为痰涎瘀血闭塞，饮食不能下达，即勉强纳食，仍复吐出。盖人生全在饮食，经云：谷入于胃，以传于肺，五脏六腑皆以受气。今食既不入，则五脏六腑皆竭矣。所以得此症者，能少纳谷，则不出一年而死；全不纳谷，则不出半年而死。凡春得病者，死于秋；秋得病者，死于春。盖金木相克之时也。又有卒然呕吐，或呕吐而时止时发，又或年当少壮，是名反胃，非膈也，此亦可治。至于类膈之症，如浮肿水肿之类，或宜针灸，或宜泄泻，病象各殊，治亦万变，医者亦宜广求诸法，而随宜施用也。

## 寒热虚实真假论

病之大端，不外乎寒热虚实，然必辨其真假，而后治之无误。假寒者，寒在外而热在内也，虽大寒而恶热饮。假热者，热在外而寒在内也，虽大热而恶寒饮，此其大较也。假实者，形实而神衰，其脉浮、洪、芤、散也。假虚者，形衰而神全，其脉静、小、坚、实也。其中又有人之虚实，症之虚实。如怯弱之人而伤寒、伤食，此人虚而症实也；强壮之人，而失血、劳倦，此人实而症虚也。或宜正治，或宜从治；或宜分治，或宜合治；或宜从本，或宜从标；寒因热用，热因寒用。上下异方，煎丸异法。补中兼攻，攻中兼补。精思妙术，随变生机，病势千端，立法万变，则真假不能惑我之心，亦不能穷我之术，是在博求古法而神明之。稍执己见，或学力不至，其不为病所惑者，几希矣。

# 内伤外感论

七情所病，谓之内伤；六淫所侵，谓之外感。自《内经》《难经》以及唐宋诸书，无不言之深切著明矣。二者之病，有病形同而病因异者，亦有病因同而病形异者；又有全乎外感，全乎内伤者；更有内伤兼外感，外感兼内伤者。则因与病，又互相出入，参错杂乱，治法迥殊。盖内伤由于神志，外感起于经络。轻重浅深，先后缓急，或分或合，一或有误，为害非轻。能熟于《内经》及仲景诸书，细心体认，则虽其病万殊，其中条理井然，毫无疑似，出入变化，无有不效。否则彷徨疑虑，杂药乱投，全无法纪，屡试不验。更无把握，不咎己之审病不明，反咎药之治病不应。如此死者，医杀之耳！

## 病情传变论

　病有一定之传变，有无定之传变。一定之传变，如伤寒太阳传阳明，及《金匮》见肝之病，知肝传脾之类。又如痞病变臌，血虚变浮肿之类，医者可预知而防之也。无定之传变，或其人本体先有受伤之处，或天时不和又感时行之气，或调理失宜更生他病，则无病不可变，医者不能预知而为防者也。总之，人有一病，皆当加意谨慎，否则病后增病，则正虚而感益重，轻病亦变危矣。至于既传之后，则标本缓急先后分合，用药必两处兼顾，而又不杂不乱，则诸病亦可渐次平复，否则新病日增，无所底止矣。至于药误之传变，又复多端，或过于寒凉，而成寒中之病；或过服温燥，而成热中之病；或过于攻伐，而元气大虚；或过于滋润，而脾气不实，不可胜举。近日害人最深者，大病之后，邪未全退，又不察病气所伤何处，即用附子、肉桂、熟地、麦冬、人参、白术、五味、萸肉之类，将邪火尽行补涩。始若相安，久之气逆痰升，胀满昏沉，如中风之状。邪气与元气相并，诸药无效而死。医家、病家犹以为病后大虚所致，而不知乃邪气固结而然也。余见甚多，不可不深戒！

## 病同人异论

天下有同此一病，而治此则效，治彼则不效，且不惟无效而反有大害者，何也？则以病同而人异也。夫七情六淫之感不殊，而受感之人各殊，或气体有强弱，质性有阴阳，生长有南北，性情有刚柔，筋骨有坚脆，肢体有劳逸，年力有老少，奉养有膏梁藜藿之殊，心境有忧劳和乐之别，更加天时有寒暖之不同，受病有深浅之各异。一概施治，则病情虽中，而于人之气体迥乎相反，则利害亦相反矣。故医者必细审其人之种种不同，而后轻重缓急、大小先后之法因之而定。《内经》言之极详，即针灸及外科之治法尽然。故凡治病者，皆当如是审察也。

## 病症不同论

凡病之总者谓之病，而一病必有数症。如太阳伤风是病也，其恶风、身热、自汗、头痛，是症也，合之而成其为太阳病，此乃太阳病之本症也。若太阳病而又兼泄泻、不寐、心烦、痞闷，则又为太阳病之兼症矣。如疟，病也，往来寒热、呕吐、畏风、口苦是症也，合之而成为疟，此乃疟之本症也。若疟而兼头痛、胀满、嗽逆、便闭，则又为疟疾之兼症矣。若疟而又下痢数十行，则又不得谓之兼症，谓之兼病。盖疟为一病，痢又为一病，而二病又各有本症，各有兼症，不可胜举。以此类推，则病之与症，其分并何啻千万，不可不求其端而分其绪也。而治之法，或当合治，或当分治，或当先治，或当后治，或当专治，或当不治，尤在视其轻重缓急，而次第奏功。一或倒行逆施，杂乱无纪，则病变百出，虽良工不能挽回矣。

## 病同因别论

凡人之所苦谓之病，所以致此病者谓之因。如同一身热也，有风，有寒，有痰，有食，有阴虚火升，有郁怒、忧思、劳怯、虫病，此谓之因。知其因则不得专以寒凉治热病矣。盖热同而所以致热者不同，则药亦迥异。凡病之因不同，而治各别者尽然，则一病而治法多端矣。而病又非止一症，必有兼症焉。如身热而腹痛，则腹又为一症，而腹痛之因，又复不同，有与身热相合者，有与身热各别者。如感寒而身热，其腹亦因寒而痛，此相合者也；如身热为寒，其腹痛又为伤食，则各别者也。又必审其食为何食，则以何药消之。其立方之法，必切中二者之病源而后定方，则一药而两病俱安矣。若不问其本病之何因，及兼病之何因，而徒曰某病以某方治之，其偶中者，则投之或愈，再以治他人，则不但不愈而反增病，必自疑曰：何以治彼效而治此不效？并前此之何以愈？亦不知之。则幸中者甚少，而误治者甚多。终身治病，而终身不悟，历症愈多而愈惑矣。

## 亡阴亡阳论

经云：夺血者无汗，夺汗者无血。血属阴，是汗多乃亡阴也。故止汗之法，必用凉心敛肺之药，何也？心主血，汗为心之液，故当清心火。汗必从皮毛出，肺主皮毛，故又当敛肺气，此正治也。惟汗出太甚，则阴气上竭，而肾中龙雷之火随水而上，若以寒凉折之，其火愈炽，惟用大剂参附，佐以咸降之品如童便、牡蛎之类，冷饮一碗，直达下焦，引其真阳下降，则龙雷之火反乎其位，而汗随止。此与亡阴之汗，真大相悬绝，故亡阴亡阳，其治法截然，而转机在顷刻。当阳气之未动也，以阴药止汗。及阳气之既动也，以阳药止汗，而龙骨、牡蛎、黄芪、五味收涩之药，则两方皆可随宜用之。医者能于亡阴亡阳之交分其界限，则用药无误矣。其亡阴亡阳之辨法何如？亡阴之汗，身畏热，手足温，肌热，汗亦热而味咸，口渴喜凉饮，气粗，脉洪实，此其验也。亡阳之汗，身反恶寒，手足冷，肌凉汗冷，而味淡微粘，口不渴，而喜热饮，气微，脉浮数而空，此其验也。至于寻常之正汗、热汗、邪汗、自汗，又不在二者之列。此理知者绝少，即此汗之一端，而聚讼纷纷，毫无定见，误治甚多也。

## 病有不愈不死虽愈必死论

能愈病之非难，知病之必愈、必不愈为难。夫人之得病，非皆死症也。庸医治之，非必皆与病相反也。外感内伤，皆有现症，约略治之，自能向愈。况病情轻者，虽不服药，亦能渐瘥。即病势危迫，医者苟无大误，邪气渐退，亦自能向安。故愈病非

医者之能事也。惟不论轻重之疾，一见即能决其死
生难易，百无一失，此则学问之极功，而非浅尝者
所能知也。夫病轻而预知其愈，病重而预知其死，
此犹为易知者。惟病象甚轻，而能决其必死；病势
甚重，而能断其必生，乃为难耳。更有病已愈，而
不久必死者，盖邪气虽去，而其人之元气与病俱亡，
一时虽若粗安，真气不可复续，如两虎相角，其一
虽胜，而力已脱尽，虽良工亦不能救也。又有病必
不愈，而人亦不死者，盖邪气盛而元气坚固，邪气
与元气相并，大攻则恐伤其正，小攻则病不为动，
如油入面，一合则不可复分，而又不至于伤生。此
二者，皆人之所不知者也。其大端，则病气入脏腑
者，病与人俱尽者为多；病在经络骨脉者，病与人
俱存者为多。此乃内外轻重之别也。斯二者，方其
病之始形，必有可征之端，良工知之，自有防微之
法，既不使之与病俱亡，亦不使之终身不愈，此非
深通经义之人，必不能穷源极流，挽回于人所不见
之地也。

# 卒死论

天下卒死之人甚多，其故不一。内中可救者，十之七八；不可救者，仅十之二三。惟一时不得良医，故皆枉死耳。夫人内外无病，饮食行动如常，而忽然死者，其脏腑经络本无受病之处，卒然感犯外邪，如恶风、秽气、鬼邪、毒厉等物，闭塞气道，一时不能转动，则大气阻绝，昏闷迷惑，久而不通，则气愈聚愈塞，如系绳于颈，气绝则死矣。若医者能知其所犯何故，以法治之，通其气，驱其邪，则立愈矣。又有痰涎壅盛，阻遏气道而卒死者，通气降痰则苏，所谓痰厥之类是也。以前诸项，良医皆能治之，惟脏绝之症则不治。其人或劳心思虑，或酒食不节，或房欲过度，或恼怒不常，五脏之内，精竭神衰，惟一线真元未断，行动如常，偶有感触，其元气一时断绝，气脱神离，顷刻而死，既不可救，又不及救，此则卒死之最急，而不可治者也。至于暴遇神鬼，适逢冤谴，此又怪异之事，不在疾病之类矣。

# 病有鬼神论

人之受邪也，必有受之之处，有以召之，则应者斯至矣。夫人精神完固，则外邪不敢犯，惟其所以御之之具有亏，则侮之者斯集。凡疾病有为鬼神所凭者，其愚鲁者，以为鬼神实能祸人；其明理者，以为病情如此，必无鬼神。二者皆非也。夫鬼神，犹风寒暑湿之邪耳。卫气虚，则受寒；营气虚，则受热；神气虚，则受鬼。盖人之神属阳，阳衰则鬼凭之。《内经》有五脏之病，则现五色之鬼。《难经》云：脱阳者见鬼。故经穴中有鬼床、鬼室等穴。此诸穴者，皆赖神气以充塞之。若神气有亏，则鬼神得而凭之，犹之风寒之能伤人也。故治寒者，壮其阳；治热者，养其阴；治鬼者，充其神而已。其或有因痰、因思、因惊者，则当求其本而治之。故明理之士，必事事穷其故，乃能无所惑而有据，否则执一端之见，而昧事理之实，均属愦愦矣。其外更有触犯鬼神之病，则祈祷可愈。至于冤谴之鬼，则有数端。有自作之孽，深仇不可解者，有祖宗贻累者，有过误害人者。其事皆凿凿可征，似儒者所不道。然见于经史，如公子彭生伯有之类甚多，目睹者亦不少，此则非药石祈祷所能免矣。

## 肾虚非阴症论

今之医者，以其人房劳之后，或遗精之后，感冒风寒而发热者，谓之阴症。病者遇此，亦自谓之阴症。不问其现症何如，总用参、术、附、桂、干姜、地黄等温热峻补之药，此可称绝倒者也。夫所谓阴症者，寒邪中于三阴经也。房后感风，岂风寒必中肾经？即使中之，亦不过散少阴之风寒，如《伤寒论》中少阴发热，仍用麻黄、细辛发表而已，岂有用辛热温补之法耶？若用温补，则补其风寒于肾中矣。况阴虚之人而感风寒，亦必由太阳入，仍属阳邪，其热必甚，兼以燥闷烦渴，尤宜清热散邪，岂可反用热药？若果直中三阴，则断无壮热之理，必有恶寒倦卧、厥冷喜热等症，方可用温散，然亦终无用滋补之法。即如伤寒差后，房事不慎，又发寒热，谓之女劳复。此乃久虚之人，复患大症，依今人之见，尤宜峻补者也。而古人治之，用竹皮一升，煎汤服。然则无病而房后感风，更不宜用热补矣。故凡治病之法，总视目前之现证现脉。如果六脉沉迟，表里皆畏寒，的系三阴之寒证，即使其本领强壮，又绝欲十年，亦从阴治。若使所现脉证，的系阳邪，发热烦渴，并无三阴之症，即使其人本体虚弱，又复房劳过度，亦从阳治。如《伤寒论》中阳明大热之证，宜用葛根、白虎等方者，瞬息之间，转入三阴，即改用温补。若阴症转阳症，亦即用凉散，此一定之法也。近世惟喻嘉言先生能知此义，有《寓意草》中黄长人之伤寒案可见。余人皆不知之，其杀人可胜道哉！

## 吐血不死咳嗽必死论

今之医者，谓吐血为虚劳之病，此大谬也。夫吐血有数种，大概咳者成劳，不咳者不成劳。间有吐时偶咳者，当其吐血之时，狼狈颇甚，吐血即痊，皆不成劳。何也？其吐血一止，则周身无病，饮食如故，而精神生矣。即使亡血之后，或阴虚内热，或筋骨疼痛，皆可服药而痊。若咳嗽，则血止而病仍在，日嗽夜嗽，痰壅气升，多则三年，少则一年而死矣。盖咳嗽不止，则肾中之元气震荡不宁，肺为肾之母，母病，则子亦病故也。又肺为五脏之华盖，经云：谷气入胃，以传于肺，五脏六腑，皆以受气，其清者为营，浊者为卫，是则脏腑皆取精于肺。肺病，则不能输精于脏腑，一年而脏腑皆枯，三年而脏腑竭矣，故咳嗽为真劳不治之疾也。然亦有咳嗽而不死者，其嗽亦有时稍缓，其饮食起居不甚变。又其人善于调摄，延至三年之后，起居如旧，间或一发，静养即愈，此乃百中难得一者也。更有不咳之人，血症屡发，肝竭肺伤，亦变咳嗽，久而亦死。此则不善调摄，以轻变重也。执此以决血症之死生，百不一失矣。

# 胎产论

妇科之最重者二端，堕胎与难产耳。世之治堕胎者，往往纯用滋补；治难产者，往往专于攻下。二者皆非也。盖半产之故非一端，由于虚滑者，十之一二；由于内热者，十之八九。盖胎惟赖血以养，故得胎之后，经事不行者，因冲任之血皆为胎所吸，无余血下行也。苟血或不足，则胎枯竭而下堕矣。其血所以不足之故，皆由内热火盛，阳旺而阴亏也。故古人养胎之方，专以黄芩为主。又血之生，必由于脾胃。经云：营卫之道，纳谷为宝。故又以白术佐之。乃世之人，专以参芪补气，熟地滞胃，气旺则火盛，胃湿则不运，生化之源衰，而血益少矣。至于产育之事，乃天地化育之常，本无危险之理，险者千不得一。世之遭厄难者，乃人事之未工也。其法在乎产妇，不可令早用力，盖胎必转而后下。早用力，而胎先下坠，断难舒转，于是横生倒产之害生；又用力，则胞浆骤下，胎已枯涩，何由能产？此病不但产子之家不知，即收生稳妇亦有不知者。至于用药之法，则交骨不开，胎元不转，种种诸症，各有专方。其外或宜润，或宜降，或宜温，或宜凉，亦当随症施治。其大端以养血为主，盖血足，则诸症自退也。至于易产强健之产妇，最多卒死。盖大脱血之后，冲任空虚，经脉娇脆，健妇不以为意，轻举妄动，用力稍重，冲脉断裂，气冒血崩，死在顷刻。尤忌举手上头，如是死者，吾见极多。不知者以为奇异，实理之常。生产之家，不可不知也。

## 病有不必服药论

天下之病，竟有不宜服药者，如黄疸之类是也。黄疸之症，仲景原有煎方。然轻者用之俱效，而重者俱不效，何也？盖疸之重者，其胁中有囊以裹黄水，其囊并无出路，药只在囊外，不入囊中，所服之药，非补邪，即伤正，故反有害。若轻病则囊尚未成，服药有效。至囊成之后，则百无一效。必须用轻透之方，或破其囊，或消其水。另有秘方传授，非泛然煎丸之所能治也。痰饮之病，亦有囊，常药亦不能愈。外此如吐血久痞等疾，得药之益者甚少，受药误者甚多。如无至稳必效之方，不过以身试药，则宁以不服药为中医矣。

## 方药离合论

方之与药，似合而实离也。得天地之气，成一物之性，各有功能，可以变易血气，以除疾病，此药之力也。然草木之性，与人殊体，入人肠胃，何以能如人之所欲，以致其效？圣人为之制方以调剂之，或用以专攻，或用以兼治，或相辅者，或相反者，或相用者，或相制者。故方之既成，能使药各全其性，亦能使药各失其性。操纵之法，有大权焉，此方之妙也。若夫按病用药，药虽切中，而立方无法，谓之有药无方，或守一方以治病，方虽良善，而其药有一二味与病不相关者，谓之有方无药。譬之作书之法，用笔已工，而配合颠倒，与夫字形俱备，而点画不成者，皆不得谓之能书。故善医者，分观之，而无药弗切于病情，合观之，而无方不本于古法，然后用而弗效，则病之故也，非医之罪也。而不然者，即偶或取效，隐害必多，则亦同于杀人而已矣。至于方之大小奇偶之法，则《内经》详言之，兹不复赘云。

## 古方加减论

古人制方之义，微妙精详，不可思议。盖其审察病情，辨别经络，参考药性，斟酌轻重，其于所治之病，不爽毫发。故不必有奇品异术，而沉痼艰险之疾，投之辄有神效，此汉以前之方也。但生民之疾病，不可胜穷，若必每病制一方，是曷有尽期乎？故古人即有加减之法，其病大端相同，而所现之症或不同，则不必更立一方，即于是方之内，因其现症之异，而为之加减。如《伤寒论》中治太阳病用桂枝汤。若见项背强者，则用桂枝加葛根汤。喘者，则用桂枝加厚朴杏子汤；下后脉促胸满者，桂枝去白芍汤；更恶寒者，去白芍加附子汤。此犹以药为加减者也。若桂枝麻黄各半汤，则以两方为加减矣。若发奔豚者，用桂枝，为加桂枝汤，则又以药之轻重为加减矣。然一二味加减，虽不易本方之名，而必明著其加减之药。若桂枝汤倍用芍药而加饴糖，则又不名桂枝加饴糖汤，而为建中汤。其药虽同，而义已别，则立名亦异。古法之严如此，后之医者，不识此义，而又欲托名用古，取古方中一二味，则即以某方目之。如用柴胡，则即曰小柴胡汤，不知小柴胡之力，全在人参也；用猪苓、泽泻，即曰五苓散，不知五苓之妙，专在桂枝也。去其要药，杂以他药，而仍以某方目之，用而不效，不知自咎，或则归咎于病，或则归咎于药，以为古方不可治今病。嗟乎！即使果识其病而用古方，支离零乱，岂有效乎？遂相戒以为古方难用，不知全失古方之精义，故与病毫无益而反有害也。然则当何如？曰：能识病情与古方合者，则全用之；有别症，则据古法加减之；如不尽合，则依古方之法，将古方所用之药，而去取损益之，必使无一药之不对症，自然不悖于古人之法，而所投必有神效矣。

# 方剂古今论

后世之方已不知几亿万矣，此皆不足以名方者也。昔者，圣人之制方也，推药理之本原，识药性之专能，察气味之从逆，审脏腑之好恶，合君臣之配偶，而又探索病源，推求经络，其思远，其义精，味不过三四，而其用变化不穷。圣人之智，真与天地同体，非人之心思所能及也。上古至今，千圣相传，无敢失坠。至张仲景先生，复申明用法，设为问难，注明主治之症，其《伤寒论》《金匮要略》集千圣之大成，以承先而启后，万世不能出其范围。此之谓古方，与《内经》并垂不朽者。其前后名家，如仓公、扁鹊、华佗、孙思邈诸人，各有师承，而渊源又与仲景微别，然犹自成一家。但不能与《灵》《素》《本草》一线相传，为宗枝正脉耳。既而积习相仍，每著一书，必自撰方千百。唐时诸公，用药虽博，已乏化机。至于宋人，并不知药，其方亦板实肤浅。元时号称极盛，各立门庭，徒骋私见。迨乎有明，蹈袭元人绪余而已。今之医者，动云古方，不知古方之称，其指不一。若谓上古之方，则自仲景先生流传以外无几也。如谓宋元所制之方，则其可法可传者绝少，不合法而荒谬者甚多，岂可奉为典章？若谓自明人以前，皆称古方，则其方不下数百万。夫常用之药，不过数百品，而为方数百万，随拈几味，皆已成方，何必定云某方也？嗟！嗟！古之方何其严，今之方何其易，其间亦有奇巧之法、用药之妙，未必不能补古人之所未及，可备参考者。然其大经大法，则万不能及。其中更有违经背法之方，反足贻害。安得有学之士为之择而存之，集其大成，删其无当，实千古之盛举。余盖有志而未逮矣！

## 单方论

单方者，药不过一二味，治不过一二症，而其效则甚捷。用而不中，亦能害人，即世所谓海上方者是也。其原起于本草。盖古之圣人，辨药物之性，则必著其功用，如逐风、逐寒、解毒、定痛之类。凡人所患之症，止一二端，则以一药治之，药专则力厚，自有奇效。若病兼数症，则必合数药而成方。至后世药品日增，单方日多，有效有不效矣。若夫内外之感，其中自有传变之道，虚实之殊，久暂之别，深浅之分，及夫人性各殊，天时各异，此非守经达权者不能治。若皆以单方治之，则药性专而无制，偏而不醇。有利必有害，故医者不可以此尝试，此经方之所以为贵也。然参考以广识见，且为急救之备，或为专攻之法，是亦不可不知者也。

## 禁方论

天地有好生之德，圣人有大公之心，立方以治病，使天下共知之，岂非天地圣人之至愿哉？然而方之有禁，则何也？其故有二：一则惧天下之轻视夫道也。夫经方之治病，视其人学问之高下，以为效验。故或用之而愈，或用之而反害，变化无定，此大公之法也。若禁方者，义有所不解，机有所莫测。其传也，往往出于奇人隐士，仙佛鬼神，其遇之也甚难，则爱护之必至。若轻以授人，必生轻易之心，所以方家往往爱惜，此乃人之情也。一则恐发天地之机也。禁方之药，其制法必奇，其配合必巧，窃阴阳之柄，窥造化之机，其修合必虔诚敬慎，少犯禁忌，则药无验。若轻以示人，则气泄而用不神，此又阴阳之理也。《灵枢·禁服》篇黄帝谓雷公曰：此先师之所禁，割臂歃血之盟也。故黄帝有兰台之藏，长桑君有无泄之戒，古圣皆然。若夫诡诈之人，专欲图利，托名禁方，欺世惑众。更有修炼热药，长欲导淫，名为养生，实速其死。此乃江湖恶习，圣人之所必诛也。又有古之禁方，传之已广，载入医书中，与经方并垂，有识者自能择之也。

## 古今方剂大小论

　　今之论古今方者，皆以古方分两太重为疑，以为古人气体厚，故用药宜重，不知此乃不考古而为此无稽之谈也。古时升斗权衡，历代各有异同，而三代至汉，较之今日仅十之二。（余亲见汉时有六升铜量，容今之一升二合）如桂枝汤乃伤寒大剂也，桂枝三两，芍药三两，甘草二两，共八两，二八不过两六钱，为一剂，分作三服，则一服不过今之五钱三分零。他方间有药品多而加重者，亦不过倍之而已。今人用药必数品，各一二钱或三四钱，则反用三两外矣。更有无知妄人，用四五两作一剂。近人更有用熟地八两为一剂者，尤属不伦，用丸散亦然，如古方乌梅丸，每服如桐子大二十丸，今不过四五分。若今人之服丸药，则用三四钱至七八钱不等矣。末药只用方寸匕，不过今之六七分，今亦服三四钱矣。古人之用药分两，未尝重于今日。（《周礼》遗人凡万民之食，食者人四釜上也，注六斗四升曰釜，四釜共二石五斗六升，为人一月之食，则每日食八升有余矣。）而谬说相传，方剂日重，即此一端。而荒唐若此，况其深微者乎。盖既不能深思考古，又无名师传授，无怪乎每举必成笑谈也。

# 药误不即死论

古人治法，无一方不对病，无一药不对症。如是而病犹不愈，此乃病本不可愈，非医之咎也。后世医失其传，病之名亦不能知，宜其胸中毫无所主也。凡一病有一病之名，如中风总名也。其类有偏枯、痿痹、风痱、历节之殊。而诸症之中，又各有数症，各有定名，各有主方。又如水肿，总名也。其类有皮水、正水、石水、风水之殊。而诸症又各有数症，各有定名，各有主方。凡病尽然。医者必能实指其何名，遵古人所主何方，加减何药，自有法度可循。乃不论何病，总以阴虚阳虚等笼统之谈概之，而试以笼统不切之药。然亦竟有愈者，或其病本轻，适欲自愈；或偶有一二对症之药，亦奏小效，皆属误治。其得免于杀人之名者，何也？盖杀人之药，必大毒，如砒鸩之类，或大热大寒，峻厉之品；又适与病相反，服后立见其危。若寻常之品，不过不能愈病，或反增他病耳，不即死也，久而病气自退，正气自复，无不愈者。间有迁延日久，或隐受其害而死；更或屡换庸医，遍试诸药，久而病气益深，元气竭亦死；又有初因误治，变成他病，辗转而死；又有始服有小效，久服太过，反增他病而死。盖日日诊视，小效则以为可愈，小剧又以为难治，并无误治之形，确有误治之实。病家以为病久不痊，自然不起，非医之咎，因其不即死，而不之罪。其实则真杀之而不觉也。若夫误投峻厉相反之药，服后显然为害，此其杀人，人人能知之矣。惟误服参附峻补之药而即死者，则病家之所甘心，必不归咎于医。故医者虽自知其误，必不以此为戒而易其术也。

## 药石性同用异论

一药有一药之性情功效，其药能治某病，古方中用之以治某病，此显而易见者。然一药不止一方用之，他方用之亦效，何也？盖药之功用，不止一端。在此方，则取其此长；在彼方，则取其彼长。

真知其功效之实，自能曲中病情，而得其力。迨至后世，一药所治之病愈多而亦效者，盖古人尚未尽知之，后人屡试而后知。所以历代本草所注药性，较之《神农本经》所注功用增益数倍，盖以此也。但其中有当有不当，不若《神农本草》字字精切耳。又同一热药，而附子之热，与干姜之热，迥乎不同。同一寒药，而石膏之寒，与黄连之寒，迥乎不同。一或误用，祸害立至。盖古人用药之法，并不专取其寒热温凉补泻之性也。或取其气，或取其味，或取其色，或取其形，或取其所生之方，或取嗜好之偏，其药似与病情之寒热温凉补泻若不相关，而投之反有神效，古方中如此者，不可枚举。学者必将《神农本草》字字求其精义之所在，而参以仲景诸方，则圣人之精理自能洞晓。而己之立方，亦必有奇思妙想，深入病机，而天下无难治之症也。

## 劫剂论

世有奸医，利人之财，取效于一时，不顾人之生死者，谓之劫剂。劫剂者，以重药夺截邪气也。夫邪之中人，不能使之一时即出，必渐消渐托而后尽焉。今欲一日见效，势必用猛厉之药与邪相争，或用峻补之药遏抑邪气。药猛厉则邪气暂伏，而正亦伤；药峻补则正气骤发，而邪内陷。一时似乎有效，及至药力尽而邪复来，元气已大坏矣。如病者身热甚，不散其热，而以沉寒之药遏之。腹痛甚，不求其因，而以香燥御之；泻痢甚，不去其积，而以收敛之药塞之之类。此峻厉之法也。若邪盛而投以大剂参附，一时阳气大旺，病气必潜藏，自然神气略定，越一二日，元气与邪气相并，反助邪而肆其毒，为祸尤烈，此峻补之法也。此等害人之术，奸医以此欺人而骗财者，十之五；庸医不知，而效尤以害人者，亦十之五。为医者可不自省，病家亦不可不察也。

## 制药论

制药之法，古方甚少，而最详于宋之雷敩，今世所传《雷公炮炙论》是也。后世制药之法，日多一日，内中亦有至无理者，固不可从，若其微妙之处，实有精义存焉。凡物气厚力大者，无有不偏，偏则有利必有害。欲取其利，而去其害，则用法以制之，则药性之偏者醇矣。其制之义又各不同，或以相反为制，或以相资为制，或以相恶为制，或以相畏为制，或以相喜为制。而制法又复不同，或制其形，或制其性，或制其味，或制其质，此皆巧于用药之法也。古方制药无多，其立方之法，配合气性，如桂枝汤中用白芍，亦即有相制之理，故不必每药制之也。若后世好奇炫异之人，必求贵重怪僻之物，其制法大费工本，以神其说。此乃好奇尚异之人造作，以欺诳富贵人之法，不足凭也。惟平和而有理者，为可从耳。

# 人参论

天下之害人者，杀其身，未必破其家；破其家，未必杀其身。先破人之家，而后杀其身者，人参也。

夫人参用之而当，实能补养元气，拯救危险。然不可谓天下之死人皆能生之也。其为物气盛而力厚，不论风寒暑湿、痰火郁结皆能补塞。故病人如果邪去正衰，用之固宜。或邪微而正亦惫，或邪深而正气怯弱，不能逐之于外，则于除邪药中投之，以为驱邪之助。然又必审其轻重而后用之，自然有扶危定倾之功。乃不察其有邪无邪，是虚是实，又佐以纯补温热之品，将邪气尽行补住，轻者邪气永不复出，重者即死矣。夫医者之所以遇疾即用，而病家服之死而无悔者，何也？盖愚人之心，皆以价贵为良药，价贱为劣药。而常人之情，无不好补而恶攻。故服参而死，即使明知其误，然以为服人参而死，则医者之力已竭，而人子之心已尽，此命数使然，可以无恨矣。若服攻削之药而死，即使用药不误，病实难治，而医者之罪，已不可胜诛矣。故人参者，乃医家邀功避罪之圣药也。病家如此，医家如此，而害人无穷矣！更有骇者，或以用人参为冠冕，或以用人参为有力量，又因其贵重，深信以为必能挽回造化，故毅然用之。孰知人参一用，凡病之有邪者，死者即死，其不死者，亦终身不得愈乎。其破家之故，何也？盖向日之人参，不过一二换，多者三四换。今则其价十倍，其所服，又非一钱二钱而止。小康之家，服二三两，而家已荡然矣。夫人情于死生之际，何求不得，宁恤破家乎？医者全不一念，轻将人参立方。用而不遵，在父为不慈，在子为不孝，在夫妇昆弟为忍心害理，并有亲戚朋友责罚痛骂，即使明知无益，姑以此塞责。又有孝子慈父，幸其或生，竭力以谋之，遂使贫窭之家，病或稍愈，一家终身冻馁。若仍不救，棺殓俱无，卖妻鬻子，全家覆败。医者误治，杀人可恕，而逞己之意，日日害人破家，其恶甚于盗贼，可不慎哉！吾愿天下之人，断不可以人参为起死回生之药而必服之。医者必审其病，实系纯虚，非参不治，服必万全，然后用之。又必量其家业，尚可以支持，不至用参之后，死生无靠，然后节省用之。一以惜物力，一以全人之命，一以保人之家。如此存心，自然天降之福。若如近日之医，杀命破家于人不知之地，恐天之降祸，亦在人不知之地也，可不慎哉！

# 用药如用兵论

圣人之所以全民生也，五谷为养，五果为助，五畜为益，五菜为充，而毒药则以之攻邪。故虽甘草、人参，误用致害，皆毒药之类也。古人好服食者，必生奇疾，犹之好战胜者，必有奇殃。是故兵之设也以除暴，不得已而后兴；药之设也以攻疾，亦不得已而后用，其道同也。故病之为患也，小则耗精，大能伤命，隐然一敌国也。以草木偏性，攻脏腑之偏胜，必能知彼知己，多方以制之，而后无丧身殒命之忧。是故传经之邪，而先夺其未至，则所以断敌之要道也。横暴之疾，而急保其未病，则所以守我之岩疆也。挟宿食而病者，先除其食，则敌之资粮已焚。合旧疾而发者，必防其并，则敌之内应既绝。辨经络而无泛用之药，此之谓向导之师。因寒热而有反用之方，此之谓行间之术。一病而分治之，则用寡可以胜众，使前后不相救，而势自衰。数病而合治之，则并力捣其中坚，使离散无所统，

而众悉溃。病方进，则不治其太甚，固守元气所以
老其师。病方衰，则必穷其所之，更益精锐，所以
捣其穴。若夫虚邪之体攻不可过，本和平之药而以
峻药补之，衰敝之日不可穷民力也。实邪之伤攻不
可缓，用峻厉之药而以常药和之，富强之国可以振
威武也。然而选材必当，器械必良，克期不衍，布
阵有方，此又不可更仆数也。孙武子十三篇，治病
之法尽之矣。

## 执方治病论

　　古人用药立方，先陈列病症，然后云某方主之。
若其症少有出入，则有加减之法，附于方后。可知
方中之药，必与所现之症纤悉皆合，无一味虚设，
乃用此方，毫无通融也。又有一病而云某方亦主之
者，其方或稍有异同，或竟不同，可知一病并不止
一方所能治。今乃病名稍似，而其中之现症全然不
同，乃亦以此方施治，则其药皆不对症矣。并有病
名虽一，病形相反，亦用此方，则其中尽属相反之

药矣。总之，欲用古方，必先审病者所患之症，悉与古方前所陈列之症皆合。更检方中所用之药，无一不与所现之症相合，然后施用，否则必须加减。无可加减，则另择一方，断不可道听途说，闻某方可以治某病，不论其因之异同，症之出入，而冒昧施治。虽所用悉本于古方，而害益大矣。

## 汤药不足尽病论

《内经》治病之法，针灸为本，而佐之以砭石、熨浴、导引、按摩、酒醴等法。病各有宜，缺一不可。盖服药之功，入肠胃而气四达，未尝不能行于脏腑经络。若邪在筋骨肌肉之中，则病属有形，药之气味，不能奏功也。故必用针灸等法，即从病之所在，调其血气，逐其风寒，为实而可据也。况即以服药论，止用汤剂，亦不能尽病。盖汤者，荡也，其行速，其质轻，其力易过而不留，惟病在荣卫肠胃者，其效更速。其余诸病，有宜丸、宜散、宜膏者，必医者预备，以待一时急用，视其病之所在，而委曲施治，则病无遁形。故天下无难治之症，而所投辄有神效，扁鹊、仓公所谓禁方者是也。若今之医者，只以一煎方为治，惟病后调理则用滋补丸散，尽废圣人之良法，即使用药不误，而与病不相入，则终难取效。故扁鹊云：人之所患，患病多；医之所患，患道少。近日病变愈多，而医家之道愈少，此痼疾之所以日多也。

## 本草古今论

本草之始，仿于神农，药止三百六十品。此乃开天之圣人，与天地为一体，实能探造化之精，穷万物之理，字字精确，非若后人推测而知之者。故对症施治，其应若响。仲景诸方之药，悉本此书。药品不多，而神明变化，已无病不治矣。迨其后，药味日多，至陶弘景倍之，而为七百二十品。后世日增一日，凡华夷之奇草逸品，试而有效，医家皆取而用之，代有成书。至明李时珍，增益唐慎微《证类本草》为《纲目》，考其异同，辨其真伪，原其生产，集诸家之说，而本草更大备。此药味由少而多之故也。至其功用，则亦后人试验而知之，故其所治之病益广。然皆不若《神农本草》之纯正真确，故宋人有云：用神农之品无不效，而弘景所增已不甚效，若后世所增之药则尤有不足凭者。至其诠释，大半皆视古方用此药医某病，则增注之；或古方治某病，其药不止一品，而误以方中此药为专治此病者有之。更有以己意推测而知者；又或偶愈一病，实非此药之功，而强著其效者；种种难信。至张洁古、李东垣辈，以某药专派入某经，则更穿凿矣，其详在治病不必分经络脏腑篇。故论本草，必以《神农》为本，而他说则必审择而从之，更必验之于病而后信。又必考古人方中所曾用者，乃可采取，余则止可于单方外治之法用之。又有后世所谓之奇药，或出于深山穷谷，或出于殊方异域，前世所未尝有者，后人用之，往往有奇效。此乃偏方异气之所钟，造物之机，久而愈泄，能治古方所不能治之奇病。博物君子，亦宜识之，以广见闻，此又在本草之外者矣。

# 药性变迁论

古方所用之药，当时效验显著，而本草载其功用凿凿者，今依方施用，竟有应有不应，其故何哉？盖有数端焉：一则地气之殊也。当时初用之始，必有所产之地，此乃其本生之土，故气厚而力全，以后传种他方，则地气移而力薄矣。一则种类之异也。凡物之种类不一，古人所采，必至贵之种。后世相传，必择其易于繁衍者而种之，未必皆种之至贵者。物虽非伪，而种则殊矣。一则天生与人力之异也。当时所采，皆生于山谷之中，元气未泄，故得气独厚。今皆人功种植，既非山谷之真气，又加灌溉之功，则性平淡而薄劣矣。一则名实之讹也。当时药不市卖，皆医者自取而备之。迨其后，有不常用之品，后人欲得而用之，寻求采访，或误以他物充之，或以别种代之。又肆中未备，以近似者欺人取利，此药遂失其真矣。其变迁之因，实非一端。药性既殊，即审病极真，处方极当，奈其药非当时之药，即效亦不可必矣。今之医者，惟知定方，其药则惟病家取之肆中，所以真假莫辨，虽有神医，不能以假药治真病也。

# 药性专长论

药之治病，有可解者，有不可解者。如性热能治寒，性燥能治湿，芳香则通气，滋润则生津，此可解者也。如同一发散也，而桂枝则散太阳之邪，柴胡则散少阳之邪；同一滋阴也，而麦冬则滋肺之阴，生地则滋肾之阴；同一解毒也，而雄黄则解蛇虫之毒；甘草则解饮食之毒；已有不可尽解者。至如鳖甲之消痞块，使君子之杀蛔虫，赤小豆之消肤肿，蕤仁生服不眠，熟服多眠，白鹤花之不腐肉而腐骨，则尤不可解者。此乃药性之专长，即所谓单方秘方也。然人止知不可解者之为专长，而不知常用药之中，亦各有专长之功。后人或不知之而不能用，或日用而忽焉，皆不能尽收药之功效者也。故医者当广集奇方，深明药理，然后奇症当前，皆有治法，变化不穷。当年神农著《本草》之时，既不能睹形而即识其性，又不可每药历试而知，竟能深识其功能，而所投必效，岂非与造化相为默契，而非后人思虑之所能及者乎？

## 煎药法论

煎药之法，最宜深讲，药之效不效，全在乎此。夫烹饪禽鱼羊豕，失其调度，尚能损人，况药专以之治病，而可不讲乎？其法载于古方之末者，种种各殊。如麻黄汤，先煮麻黄去沫，然后加余药同煎，此主药当先煎之法也；而桂枝汤，又不必先煎桂枝，服药后须啜热粥以助药力，又一法也；如茯苓桂枝甘草大枣汤，则以甘澜水先煎茯苓；如五苓散，则以白饮和服，服后又当多饮暖水；小建中汤，则先煎五味，去渣而后纳饴糖；大柴胡汤则煎减半，去渣再煎。柴胡加龙骨牡蛎汤，则煎药成而后纳大黄。其煎之多寡，或煎水减半，或十分煎去二三分，或止煎一二十沸，煎药之法，不可胜数，皆各有意义。

大都发散之药，及芳香之药，不宜多煎，取其生而
疏荡。补益滋腻之药，宜多煎，取其熟而停蓄。此
其总诀也。故方药虽中病，而煎法失度，其药必无
效。盖病家之常服药者，或尚能依法为之。其粗鲁
贫苦之家，安能如法制度，所以病难愈也。若今之
医者，亦不能知之矣，况病家乎？

## 服药法论

病之愈不愈，不但方必中病，方虽中病，而服
之不得其法，则非特无功，而反有害，此不可不知
也。如发散之剂，欲驱风寒出之于外，必热服而暖
覆其体，令药气行于荣卫，热气周遍，挟风寒而从
汗解。若半温而饮之，仍当风坐立，或仅寂然安卧，
则药留肠胃，不能得汗，风寒无暗消之理，而荣气
反为风药所伤矣。通利之药，欲其化积滞而达之于
下也，必空腹顿服，使药性鼓动，推其垢浊从大便
解。若与饮食杂投，则新旧混杂，而药气与食物相
乱，则气性不专，而食积愈顽矣。故《伤寒论》等

书，服药之法，宜热宜温，宜凉宜冷，宜缓宜急，宜多宜少，宜早宜晚，宜饱宜饥，更有宜汤不宜散，宜散不宜丸，宜膏不宜丸，其轻重大小，上下表里，治法各有当。此皆一定之至理，深思其义，必有得于心也。

## 医必备药论

古之医者，所用之药皆自备之。《内经》云：司气备物，则无遗主矣。当时韩康卖药，非卖药也，即治病也。韩文公《进学解》云：牛溲、马勃、败鼓之皮，俱收并蓄，待用无遗，医师之良也。今北方人称医者为卖药先生，则医者之自备药可知。自宋以后，渐有写方不备药之医，其药皆取之肆中，今则举世皆然。夫卖药者不知医，犹之可也。乃行医者竟不知药，则药之是非真伪，全然不问，医者与药不相谋，方即不误，而药之误多矣。又古圣人之治病，惟感冒之疾，则以煎剂为主，余者皆用丸散为多。其丸散有非一时所能合者。倘有急迫之疾，必须丸散，俟丸散合就，而人已死矣。又有一病止须一丸而愈，合药不可止合一丸。若使病家为一人而合一料，则一丸之外，皆为无用。惟医家合之，留待当用者用之，不终弃也。又有不常用，不易得之药，储之数年，难遇一用，药肆之中，因无人问，则亦不备。惟医者自蓄之，乃可待不时之需耳。至于外科所用之煎方，不过通散营卫耳。若护心托毒，全赖各种丸散之力，其药皆贵重难得及锻炼之物，修合非一二日之功，而所费又大，亦不得为一人止合一二丸。若外治之围药、涂药、升药、降药，护肌腐肉，止血行瘀，定痛煞痒，提脓呼毒，生肉生皮，续筋连骨；又有熏、蒸、烙、灸、吊、洗、点、溻等药，种种各异，更复每症不同，皆非一时所能备，尤必须平时预合。乃今之医者，既不知其方，亦不讲其法，又无资本以蓄药料，偶遇一大症，内科则一煎方之外，更无别方，外科则膏药之外，更无余药。即有之，亦惟取极贱极易得之一二味，以为应酬之具，则安能使极危、极险、极奇、极恶之症，令起死回生乎？故药者，医家不可不全备者也。

# 乩方论

世有书符请仙而求方者，其所书之方，固有极浅、极陋、极不典，而不能治病且误人者；亦有极高、极古、极奇、极稳，以之治病而神效者。其仙或托名吕纯阳，或托名张仲景。其方亦宛然纯阳、仲景之遗法。此其事甚奇，然亦有理焉。夫乩者，机也。人心之感召，无所不通，既诚心于求治，则必又能治病之鬼神应之。虽非真纯阳、仲景，必先世之明于医理，不遇于时而死者，其精灵一时不散，游行于天地之间，因感而至，以显其能，而其人病适当愈，则获遇之，此亦有其理也。其方未必尽效，然皆必有意义，反不若世之时医，用相反之药以害人。惟决死生之处，不肯凿凿言之，此则天机不轻泄之故也。至于不通不典之方，则必持乩之术不工，或病家之心不诚，非真乩方也。

# 热药误人最烈论

凡药之误人，虽不中病，非与病相反者，不能杀人；即与病相反，药性平和者，不能杀人。与病相反，性又不平和，而用药甚轻，不能杀人；性既相反，药剂又重，其方中有几味中病者，或有几味能解此药性者，亦不能杀人。兼此数害，或其人病甚轻，或其人精力壮盛，亦不能杀人。盖误药杀人，如此之难也，所以世之医者，大半皆误，亦不见其日杀数人也。即使杀之，乃辗转因循，以至于死，死者不觉也。其有幸而不死，或渐自愈者，反指所误用之药以为此方之功效，又转以之误治他人矣。所以终身误人，而不自知其咎也。惟大热大燥之药，则杀人为最烈。盖热性之药，往往有毒，又阳性急暴，一入脏腑，则血涌气升。若其人之阴气本虚，或当天时酷暑，或其人伤暑伤热，一投热剂，两火相争，目赤便闭，舌燥齿干，口渴心烦，肌裂神躁，种种恶候，一时俱发。医者及病家俱不察，或云更宜引火归元，或云此是阴症，当加重其热药，而佐以大补之品，其人七窍皆血，呼号宛转，状如服毒而死。病家全不以为咎，医者亦洋洋自得，以为病势当然。总之，愚人喜服补热，虽死不悔。我目中所见不一，垂涕泣而道之，而医者与病家，无一能听从者，岂非所谓命哉！夫大寒之药，亦能杀人，其势必缓，犹为可救。不若大热之药，断断不可救也。至于极轻淡之药，误用亦能杀人，此乃其人之本领甚薄，或势已危殆，故小误即能生变，此又不可全归咎于医杀之也。

## 薄贴论

今所用之膏药，古人谓之薄贴。其用大端有二：一以治表，一以治里。治表者，如呼脓去腐，止痛生肌，并搋风护肉之类。其膏宜轻薄而日换，此理人所易知。治里者，或驱风寒，或和气血，或消痰痞，或壮筋骨，其方甚多，药亦随病加减。其膏宜重厚而久贴，此理人所难知，何也？盖人之疾病，

由外以入内，其流行于经络脏腑者，必服药乃能驱
之。若其病既有定所，在于皮肤筋骨之间，可按而
得者，用膏贴之，闭塞其气，使药性从毛空而入其
腠理，通经贯络，或提而出之，或攻而散之，较之
服药尤有力，此至妙之法也。故凡病之气聚血结而
有形者，薄贴之法为良。但制膏之法，取药必真，
心志必诚，火候必到，方能有效，否则不能奏功。
至于敷熨吊溻种种杂法，义亦相同，在善医者通变
之而已。

## 貌似古方欺人论

　　古圣人之立方，不过四五味而止。其审药性，
至精至当；其察病情，至真至确。方中所用之药，
必准对其病，而无毫发之差，无一味泛用之药，且
能以一药兼治数症，故其药味虽少，而无症不该。
后世之人，果能审其人之病，与古方所治之病无少
异，则全用古方治之，无不立效。其如天下之风气
各殊，人之气禀各异，则不得不依古人所制主病之

方，略为增减，则药味增矣。又或病同而症甚杂，未免欲兼顾，则随症增一二味，而药又增矣。故后世之方，药味增多，非其好为杂乱也，乃学不如古人，不能以一药该数症，故变简而为繁耳。此犹不失周详之意。且古方之设，原有加减之法，病症杂出，亦有多品之剂，药味至十余种。自唐以后之方，用药渐多，皆此义也。乃近世之医，动云效法汉方，药止四五味，其四五味之药，有用浮泛轻淡之品者，虽不中病，犹无大害。若趋时之辈，竟以人参、附子、干姜、苍术、鹿茸、熟地等峻补辛热之品，不论伤寒、暑湿，惟此数种轮流转换，以成一方，种种与病相反，每试必杀人，毫不自悔，既不辨病，又不审药性，更不记方书，以为此乃汉人之法。呜呼！今之所学汉人之方，何其害人如此之毒也！其端起于近日之时医，好为高论以欺人，又人情乐于温补，而富贵之家尤甚。不如是则道不行，所以人争效尤，以致贻害不息。安有读书考古、深思体验之君子，出而挽回之，亦世道生民之大幸也。

# 卷 下

## 司天运气论

邪说之外，有欺人之学，有耳食之学。何谓欺人之学？好为高谈奇论，以骇人听闻，或剿袭前人之语，以示渊博，彼亦自知其为全然不解，但量他人亦莫之能深考也，此为欺人之学。何谓耳食之学？或窃听他人之说，或偶阅先古之书，略记数语，自信为已得其秘，大言不惭，以此动众，所谓道听途说是也。如近人所谈司天运气之类是也。彼所谓司天运气者，以为何气司天，则是年民当何病。假如厥阴司天，风气主之，则是年之病，皆当作风治。此等议论，所谓耳食也。盖司天运气之说，黄帝不过言天人相应之理，如此其应验先候于脉。凡遇少阴司天，则两手寸口不应；厥阴司天，则右寸不应；太阴司天，则左寸不应。若在泉，则尺脉不应，亦如之。若脉不当其位，则病相反者死，此诊脉之一法也。至于病，则必观是年岁气胜与不胜。如厥阴司天，风淫所胜，民病心痛胁满等症。倘是年风淫虽胜，而民另生他病，则不得亦指为风淫之病也。若是年风淫不胜，则又不当从风治矣。经又云：相火之下，水气乘之；水位之下，火气承之。五气之胜皆然。此乃亢则害，承乃制之理。即使果胜，亦有相克者乘之，更与司天之气相反矣。又云：初气终三气，天气主之，胜之常也；四气尽终气，地气主之，复之常也。有胜则复，无胜则否，则岁半以前属司天，岁半以后又属在泉，其中又有胜、不胜之殊，其病更无定矣。又云：厥阴司天，左少阴，右太阳，谓之左间、右间。六气皆有左右间，每间主六十日，是一岁之中，复有六气循环作主矣。其外又有南政、北政之反其位，天符岁会三合之不齐，太过不及之异气，欲辨明分晰，终年不能尽其蕴。当时圣人不过言天地之气，运行旋转如此耳。至于人之得病，则岂能一一与之尽合？一岁之中，不许有一人生他病乎？故《内经》治岁气胜复，亦不分所以得病之因。总之，见病治病，如风淫于内，则治以辛凉，六气皆有简便易守之法。又云：治诸胜复，寒者热之，热者寒之，温者清之，清者温之，无问其数，以平为期，何等划一。凡运气之道，言其深者，圣人有所不能知，及施之实用，则平正通达，人人易晓。但不若今之医者所云，何气司天，则生何病，正与《内经》圆机活法相背耳。

## 医道通治道论

治身犹治天下也。天下之乱，有由乎天者，有由乎人者。由乎天者，如夏商水旱之灾是也。由乎人者，如历代季世之变是也。而人之病，有由乎先天者，有由乎后天者。由乎先天者，其人生而虚弱柔脆是也。由乎后天者，六淫之害，七情之感是也。先天之病，非其人之善养与服大药，不能免于夭折，犹之天生之乱，非大圣大贤，不能平也。后天之病，乃风寒暑湿燥火之疾，所谓外患也；喜怒忧思悲惊恐之害，所谓内忧也。治外患者，以攻胜。四郊不靖，而选将出师，速驱除之可也。临辟雍而讲礼乐，则敌在门矣。故邪气未尽，则轻而用补者，使邪气内入而亡。治内伤者，以养胜。纲纪不正，而崇儒讲道，徐化导之可也。若任刑罚而严诛戮，则祸益深矣。故正气不足而轻用攻者，使其正气消尽而亡。然而大盛之世，不无玩民，故刑罚不废，则补中之攻也。然使以小寇而遽起戎兵，是扰民矣。故补中之攻，不可过也。征诛之年，亦修内政，故教养不弛，则攻中之补也。然以戎首而稍存姑息，则养寇矣。故攻中之补，不可误也。天下大事，以天下全力为之，则事不堕；天下小事，以一人从容处之，则事不扰。患大病以大药制之，则病气无余；患小病以小方处之，则正气不伤。然而施治有时，先后有序，大小有方，轻重有度，疏密有数，纯而不杂，整而不乱。所用之药，各得其性，则器使之道；所处之方，各得其理，则调度之法。能即小以喻大，谁谓良医之法，不可通于良相也。

# 五方异治论

人禀天地之气以生，故其气体随地不同。西北之人，气深而厚，凡受风寒，难于透出，宜用疏通重剂。东南之人，气浮而薄，凡遇风寒，易于疏泄，宜用疏通轻剂。又西北地寒，当用温热之药，然或有邪蕴于中，而内反甚热，则用辛寒为宜。东南地温，当用清凉之品，然或有气随邪散，则易于亡阳，又当用辛温为宜。至交广之地，则汗出无度，亡阳尤易，附、桂为常用之品。若中州之卑湿，山陕之高燥，皆当随地制宜。故入其境，必问水土风俗而细调之，不但各府各别，即一县之中，风气亦有迥殊者。并有所产之物，所出之泉，皆能致病，土人皆有极效之方，皆宜详审访察。若恃己之能，执己之见，治竟无功，反为土人所笑矣。

湖州长兴县有合溪，小儿饮此水，则腹中生癖。土人治法，用线挂颈，以两头按乳头上，剪断，即将此线挂转，将两头向背脊上，一并拽齐。线头尽处将墨点记脊上，用艾灸之，或三壮，或七壮即消，永不再发。服药无效。

## 病随国运论

天地之气运，数百年一更易，而国家之气运亦应之。上古无论，即以近代言，如宋之末造，中原失陷，主弱臣弛，张洁古、李东垣辈立方，皆以补中宫，健脾胃，用刚燥扶阳之药为主，《局方》亦然。至于明季，主暗臣专，膏泽不下于民，故丹溪以下诸医，皆以补阴益下为主。至我本朝，运当极隆之会，圣圣相承，大权独揽，朝纲整肃，惠泽旁流，此阳盛于上之明征也。又冠饰朱缨，口燔烟草，五行惟火独旺，故其为病，皆属盛阳上越之症。数十年前，云间老医知此义者，往往专以芩、连、知、柏，挽回误投温补之人，应手奇效，此实与运气相符。近人不知此理，非惟不能随症施治，并执宁过温热，毋过寒冷之说。偏于温热，又多矫枉过正之论。如中暑一症，或有伏阴在内者，当用大顺散、理中汤，此乃千中之一。今则不论何人，凡属中暑，皆用理中等汤，我目睹七窍皆裂而死者，不可胜数。至于托言祖述东垣，用苍术等燥药者，举国皆然。此等恶习，皆由不知天时国运之理，误引旧说以害人也。故古人云，不知天地人者，不可以为医。

# 针灸失传论

《灵》《素》两经，其详论脏腑、经穴、疾病等说，为针法言者，十之七八，为方药言者，十之二三。上古之重针法如此，然针道难而方药易，病者亦乐于服药，而苦于针。所以后世方药盛行，而针法不讲。今之为针者，其显然之失有十，而精微尚不与焉。两经所言，十二经之出入起止，浅深左右，交错不齐，其穴随经上下，亦参差无定。今人只执同身寸，依左右一直竖量，并不依经曲折，则经非经而穴非穴，此一失也。两经治病，云某病取某穴者固多，其余则指经而不指穴。如《灵》终始篇云：人迎一盛，泻足少阳，补足厥阴；厥病篇云：厥头痛，或取足阳明、太阴，或取手少阳、足少阴。耳聋取手阳明，嗌干取足少阴。皆不言其穴，其中又有泻子补母等义。今则每病指定几穴，此二失也。两经论治，井、荥、输、经、合最重。冬刺井，春刺荥，夏刺输，长夏刺经，秋刺合。凡只言某经，而不言某穴者，大都皆指井荥五者为言。今则皆不讲矣，此三失也。补泻之法，《内经》云：吸则内针，无令气忤，静以久留，无令邪布；吸则转针，以得气为故。候呼引针，呼尽乃去，大气皆出为泻。呼尽内针，静以久留，以气至为故，候吸引针，气不得出，各在其处，推阖其门，令神气存，大气留止为补。又必迎其经气，疾内而徐出，不按其痏为泻。随其经气徐内而疾出，即按其痏为补。其法多端。今则转针之时，以大指推出为泻，搓入为补，此四失也。纳针之后，必候其气。刺实者，阴气隆至乃去针；刺虚者，阳气隆至乃出针。气不至，无问其数，气至即去之，勿复针。《难经》云：先以左手压按所针之处，弹而努之，爪而下之。其气来如动脉之状，顺而刺之。得气因而推内之，是谓补；动而伸之，是谓泻。今则时时转动，俟针下宽转，而后出针，不问气之至与不至，此五失也。凡针之深浅，随时不同。春气在毛，夏气在皮肤，秋气在肌肉，冬气在筋骨，故春夏刺浅，秋冬刺深，反此有害。今则不论四时，分寸各有定数，此六失也。古之用针，凡疟疾、伤寒、寒热咳嗽，一切脏腑七窍等症，无所不治。今则止治经脉、形体、痿痹、屈伸等病而已，此七失也。古人刺法，取血甚多，《灵枢》血络论言之最详。而头痛腰痛，尤必大泻其血，凡血络有邪者，必尽去之。若血射出而黑，必令变色，见赤血而止，否则病不除而反有害。今人则偶尔见血，病者医已惶恐失据，病何由除？此八失也。《内经》刺法，有九变十二节。九变者，输刺、远道刺、经刺、络刺、分刺、大写刺、毛刺、巨刺、焠刺。十二节者，偶刺、报刺、恢刺、齐刺、扬刺、直针刺、输刺、短刺、浮刺、阴刺、傍刺、赞刺。以上二十一法，视病所宜，不可更易，一法不备，则一病不愈。今则只直刺一法，此九失也。古之针制有九：镵针、员针、锟针、锋针、铍针、员利针、毫针、长针、大针，亦随病所宜而用，一失其制，则病不应。今则大者如员针，小者如毫针而已，岂能治瘤疾暴气？此十失也。其大端之失已如此，而其尤要者，更在神志专一，手法精严。经云：神在秋毫，属意病者，审视血脉，刺之无殆。又云：经气已至，慎守勿失，深浅在志，远近若一，如临深渊，手如握虎，神无营于众物。又云：伏如横弩，起如发机。其专精敏妙如此。今之医者，随手下针，漫不经意，即使针法如古，志不凝而机不达，犹恐无效，况乎全与古法相背乎？其外更有先后之序，迎随之异，贵贱之殊，劳逸之分，肥瘦之度，多少之数，更仆难穷。果能潜心体察，以合圣度，必有神功。其如人之畏难就易，尽违古法，所以世之视针甚轻，而其术亦不甚行也。若灸之一法，则较之针所治之病，不过十之一二，知针之理，则灸又易易耳。

# 水病针法论

凡刺之法，不过补泻经络，祛邪纳气而已。其取穴甚少，惟水病风痋肤胀，必刺五十七穴。又云：皮肤之血尽取之，何也？盖水旺必克脾土，脾土衰，则遍身皮肉皆肿，不特一经之中有水气矣。若仅刺一经，则一经所过之地，水自渐消，而他经之水不消，则四面会聚并一经，已泻之水亦仍满矣。故必周身肿满之处，皆刺而泻之，然后其水不复聚耳。此五十七穴者，皆脏之阴络，水之所客也。此与大禹治洪水之法同。盖洪水泛滥，必有江淮河济，各引其所近之众流以入海，必不能使天下之水只归一河以入海也。又出水之后，更必调其饮食。经云：方饮无食，方食无饮，（欲使饮食异居则水不从食，以至于脾土受湿之处也。）无食他食百三十五日，此症之难愈如此。余往时治此病，轻者多愈，重者必复肿。盖由五十七穴未能全刺，而病人亦不能守戒一百三十五日也。此等大症，少违法度，即无愈理，可不慎哉。

## 出奇制病论

病有经有纬，有常有变，有纯有杂，有正有反，有整有乱。并有从古医书所无之病，历来无治法者，而其病又实可愈。既无陈法可守，是必熟寻《内经》《难经》等书，审其经络脏腑受病之处，及七情六气相感之因，与夫内外分合，气血聚散之形，必有凿凿可征者，而后立为治法。或先或后，或并或分，或上或下，或前或后，取药极当，立方极正。而寓以巧思奇法，深入病机，不使杆格。如庖丁之解牛，虽筋骨关节之间，亦游刃有余。然后天下之病，千绪万端，而我之设法亦千变万化，全在平时于极难极险之处参悟通彻，而后能临事不眩。否则一遇疑难，即束手无措，冒昧施治，动辄得咎，误人不少矣。

# 治病缓急论

病有当急治者，有不当急治者。外感之邪，猛悍剽疾，内犯脏腑，则元气受伤，无以托疾于外，必乘其方起之时，邪入尚浅，与气血不相乱，急驱而出之于外，则易而且速。若俟邪气已深，与气血相乱，然后施治，则元气大伤，此当急治者也。若夫病机未定，无所归著，急用峻攻，则邪气益横。如人之伤食，方在胃中，则必先用化食之药，使其食渐消，由中焦而达下焦，变成渣秽而出，自然渐愈。若即以硝黄峻药下之，则食尚在上焦，即使随药而下，乃皆未化之物，肠胃中脂膜与之同下，而人已大疲，病必生变，此不当急治者也。以此类推，余病可知。至于虚人与老少之疾，尤宜分别调护，使其元气渐转，则正复而邪退。医者不明此理，而求速效，则补其所不当补，攻其所不当攻。所服之药不验，又转求他法，无非诛伐无过。至当愈之时，其人已为药所伤，而不能与天地之生气相应矣。故

虽有良药，用之非时，反能致害，缓急之理，可不
讲哉？

## 治病分合论

一病而当分治者，如痢疾、腹痛、胀满，则或
先治胀满，或先治腹痛。即胀满之中亦不同，或因
食，或因气，或先治食，或先治气。腹痛之中亦不
同，或因积，或因寒，或先去积，或先散寒。种种
不同，皆当视其轻重而审察之。以此类推，则分治
之法可知矣。有当合治者，如寒热腹痛、头疼、泄
泻、厥冒、胸满，内外上下，无一不病，则当求其
因何而起，先于诸症中择最甚者为主。而其余症，
每症加专治之药一二味以成方，则一剂而诸症皆备。
以此类推，则合治之法可知矣。药亦有分合焉，有
一病而合数药以治之者，阅古圣人制方之法自知；
有数病而一药治之者，阅本草之主治自知。为医者，
无一病不穷究其因，无一方不洞悉其理，无一药不
精通其性，庶几可以自信，而不枉杀人矣。

# 发汗不用燥药论

驱邪之法，惟发表攻里二端而已。发表所以开其毛孔，令邪从汗出也。当用至轻至淡，芳香清洌之品，使邪气缓缓从皮毛透出，无犯中焦，无伤津液，仲景麻黄、桂枝等汤是也。然犹恐其营中阴气，为风火所煽而消耗于内，不能滋润和泽以托邪于外。于是又啜薄粥，以助胃气，以益津液，此服桂枝汤之良法。凡发汗之方，皆可类推。汗之必资于津液如此。后世不知，凡用发汗之方，每专用厚朴、葛根、羌活、白芷、苍术、豆蔻等温燥之药，即使其人津液不亏，内既为风火所熬，又复为燥药所烁，则汗从何生？汗不能生，则邪无所附而出，不但不出，邪气反为燥药鼓动，益复横肆，与正气相乱，邪火四布，津液益伤，而舌焦唇干，便闭目赤，种种火象自生，则身愈热，神渐昏，恶症百出。若再发汗，则阳火盛极，动其真阴，肾水来救，元阳从之，大汗上泄，亡阳之危症生矣。轻者亦成痉症，遂属坏病难治。故用燥药发汗而杀人者，不知凡几也。此其端开于李东垣，其所著书立方，皆治湿邪之法，与伤寒杂感无涉，而后人宗其说，以治一切外感之症，其害至今益甚。况治湿邪之法，亦以淡渗为主，如猪苓、五苓之类，亦无以燥胜之者。盖湿亦外感之邪，总宜驱之外出，而兼以燥湿之品，断不可专用胜湿之药，使之内攻，致邪与正争，而伤元气也。至于中寒之证，亦先以发表为主，无竟用热药以胜寒之理，必其寒气乘虚陷入，而无出路，然后以姜、附回其阳，此仲景用理中之法也。今乃以燥药发杂感之汗，不但非古圣之法，并误用东垣之法。医道失传，只此浅近之理尚不知，何况深微者乎？

## 病不可轻汗论

治病之法，不外汗下二端而已。下之害人，其危立见，故医者病者，皆不敢轻投。至于汗多亡阳而死者十有二三，虽死而人不觉也。何则？凡人患风寒之疾，必相戒以为宁暖无凉，病者亦重加覆护，医者亦云服药，必须汗出而解。故病人之求得汗，人人以为当然也。秋冬之时，过暖尚无大害。至于盛夏初秋，天时暑燥，卫气开而易泄，更加闭户重衾，复投发散之剂，必至大汗不止而阳亡矣。又外感之疾，汗未出之时，必烦闷恶热。及汗大出之后，卫气尽泄，必阳衰而畏寒。始之暖覆，犹属勉强，至此时，虽欲不覆而不能，愈覆愈汗，愈汗愈寒，直至汗出如油，手足厥冷，而病不可为矣。其死也，神气甚清，亦无痛苦，病者医者，及旁观之人，皆不解其何故而忽死，惟有相顾噩然而已。我见甚多，不可不察也。总之有病之人，不可过凉，亦不宜太暖，无事不可令汗出，惟服药之后，宜令小汗。仲景服桂枝汤法云：服汤已，温覆令微似汗，不可如水淋漓。此其法也。至于亡阳未剧，尤可挽回，《伤寒论》中真武、理中、四逆等法可考。若已脱尽，无可补救矣。又盛暑之时，病者或居楼上，或卧近灶之所。无病之人，一立其处，汗出如雨，患病者必至时时出汗，即不亡阳，亦必阴竭而死。虽无移徙之处，必择一席稍凉之地而处之，否则神丹不救也。

## 伤风难治论

凡人偶感风寒，头痛发热，咳嗽涕出，俗语谓之伤风。非《伤寒论》中所云之伤风，乃时行之杂感也。人皆忽之，不知此乃至难治之疾，生死之所关也。盖伤风之疾，由皮毛以入于肺，肺为娇脏，寒热皆所不宜。太寒则邪气凝而不出，太热则火烁金而动血，太润则生痰饮，太燥则耗精液，太泄则汗出而阳虚，太涩则气闭而邪结。并有视为微疾，不避风寒，不慎饮食，经年累月，病机日深，或成血证，或成肺痿，或成哮喘，或成怯弱，比比皆然。误治之害，不可胜数。谚云：伤风不醒变成劳。至言也。然则治之何如？一驱风，苏叶、荆芥之类。二消痰，半夏、象贝之类。三降气，苏子、前胡之类。四和营卫，桂枝、白芍之类。五润津液，蒌仁、元参之类。六养血，当归、阿胶之类。七清火，黄

芩、山栀之类。八理肺，桑皮、大力子之类。八者
随其症之轻重而加减之，更加以避风寒，戒辛酸，
则庶几渐愈，否则必成大病。医者又加以升提辛燥
之品，如桔梗、干姜之类。不效，即加以酸收，如
五味子之类，则必见血。及见血，随用熟地、麦冬，
以实其肺，即成劳而死。四十年以来，我见以千计
矣，伤哉！

## 攻补寒热同用论

虚症宜补，实症宜泻，尽人而知之者。然或人
虚而症实，如弱体之人，冒风伤食之类；或人实而
症虚，如强壮之人，劳倦亡阳之类；或有人本不虚，
而邪深难出；又有人已极虚，而外邪尚伏。种种不
同。若纯用补，则邪气益固；纯用攻，则正气随脱。
此病未愈，彼病益深，古方所以有攻补同用之法。
疑之者曰：两药异性，一水同煎，使其相制，则攻
者不攻，补者不补，不如勿服。若或两药不相制，
分途而往，则或反补其所当攻，攻其所当补，则不

惟无益，而反有害，是不可不虑也。此正不然，盖
药之性，各尽其能，攻者必攻强，补者必补弱，犹
掘坎于地，水从高处流下，必先盈坎而后进，必不
反向高处流也。如大黄与人参同用，大黄自能逐去
坚积，决不反伤正气；人参自能充益正气，决不反
补邪气。盖古人制方之法，分经别脏，有神明之道
焉。如疟疾之小柴胡汤，疟之寒热往来，乃邪在少
阳，木邪侮土，中宫无主，故寒热无定。于是用柴
胡以驱少阳之邪，柴胡必不犯脾胃；用人参以健中
宫之气，人参必不入肝胆，则少阳之邪自去，而中
土之气自旺，二药各归本经也。如桂枝汤，桂枝走
卫以祛风，白芍走营以止汗，亦各归本经也。以是
而推，无不尽然。试以《神农本草》诸药主治之说
细求之，自无不得矣。凡寒热兼用之法，亦同此义，
故天下无难治之症。后世医者不明此理，药惟一途，
若遇病情稍异，非顾此失彼，即游移浮泛，无往而
非棘手之病矣。但此必本于古人制方成法而神明之。
若竟私心自用，攻补寒热，杂乱不伦，是又杀人之
术也。

# 临病人问所便论

病者之爱恶苦乐，即病情虚实寒热之征。医者望色切脉而知之，不如其自言之为尤真也。惟病者不能言之处，即言而不知其所以然之故，则赖医者推求其理耳。今乃病者所自知之病，明明为医者言之，则医者正可因其言，而知其病之所在以治之。乃不以病人自知之真，对症施治，反执己之偏见，强制病人，未有不误人者。如《伤寒论》中云：能食者为中风，不能食者为中寒。则伤寒内中风之症，未尝禁其食也。乃医者见为伤寒之症，断不许食。凡属感症，皆不许其食。甚有病已半愈，胃虚求食，而亦禁之，以至因饿而死者。又《伤寒论》云：欲饮水者，稍稍与之。盖实火烦渴，得水则解，未尝禁冷水也。乃医家凡遇欲冷饮之人，一概禁止。并有伏暑之病，得西瓜而即愈者，病人哀求欲食，亦断绝不与，至烦渴而死。如此之类，不可枚举。盖病者之性情气体，有能受温热者，有能受寒凉者，有不受补者，有不禁攻者，各有不同。乃必强而从我意见，况医者之意见，亦各人不同，于是治病之法，无一中肯者矣。《内经》云：临病人问所便。盖病人之所便，即病情真实之所在。如身大热，而反欲热饮，则假热而真寒也；身寒战，而反欲寒饮，是假寒而真热也。以此类推，百不失一。而世之医者，偏欲与病人相背，何也？惟病人有所嗜好，而与病相害者，则医者宜开导之。如其人本喜酸，或得嗽症，则酸宜忌。如病人本喜酒，得湿病，则酒宜忌之类。此则不可纵欲以益其疾。若与病症无碍，而病人之所喜，则从病人之便，即所以治其病也。此《内经》辨症之精义也。

## 治病不必顾忌论

凡病人或体虚而患实邪，或旧有他病与新病相反，或一人兼患二病，其因又相反，或内外上下各有所病，医者踌躇束手，不敢下药，此乃不知古人制方之道者也。古人用药，惟病是求。药所以制病，有一病，则有一药以制之。其人有是病，则其药专至于病所而驱其邪，决不反至无病之处，以为祸也。若留其病不使去，虽强壮之人，迁延日久，亦必精神耗竭而死，此理甚易明也。如怯弱之人，本无攻伐之理。若或伤寒而邪入阳明，则仍用硝黄下药，邪去而精气自复；如或怀妊之妇，忽患癥瘕，必用桃仁、大黄以下其瘕，瘀去而胎自安；或老年及久病之人，或宜发散，或宜攻伐，皆不可因其血气之衰，而兼用补益；如伤寒之后，食复、女劳复，仲景皆治其食，清其火，并不因病后而用温补。惟视病之所在而攻之，中病即止，不复有所顾虑，故天下无棘手之病。惟不能中病，或偏或误，或太过，则不病之处亦伤，而人危矣。俗所谓有病病当之，此历古相传之法也。故医者当疑难之际，多所顾忌，不敢对症用药者，皆视病不明，辨证不的，审方不真，不知古圣之精义者也。

# 病深非浅药能治论

天下有治法不误，而始终无效者。此乃病气深痼，非泛然之方药所能愈也。凡病在皮毛营卫之间，即使病势极重，而所感之位甚浅，邪气易出。至于脏腑筋骨之痼疾，如劳怯痞隔，风痹痿厥之类，其感非一日，其邪在脏腑筋骨，如油之入面，与正气相并，病家不知，屡易医家。医者见其不效，杂药乱投，病日深而元气日败，遂至不救。不知此病，非一二寻常之方所能愈也。今之集方书者，如风痹大症之类，前录古方数首，后附以通治之方数首，如此而已。此等治法，岂有愈期？必当遍考此病之种类，与夫致病之根源，及变迁之情状，并询其历来服药之误否，然后广求古今以来治此症之方，选择其内外种种治法次第施之，又时时消息其效否，而神明变通之，则痼疾或有可愈之理。若徒执数首通治之方，屡试不效，其计遂穷，未有不误者也。故治大症，必学问深博，心思精敏，又专心久治，乃能奏效。世又有极重极久之病，诸药罔效，忽服极轻淡之方而愈。此乃其病本有专治之方，从前皆系误治，忽遇对症之药，自然应手而瘥也。

## 愈病有日期论

治病之法，自当欲其速愈。世之论者，皆以为治早而药中病，则愈速；治缓而药不中病，则愈迟。此常理也。然亦有不论治之迟早，而愈期有一定者。《内经》藏气法时论云：夫邪气之客于身也，以胜相加，至其所生而愈，至其所不胜而甚，至其所生而持，自得其位而起。其他言病愈之期不一。《伤寒论》云：发于阳者，七日愈；发于阴者，六日愈。又云：风家表解而不了了者，十二日愈。此皆宜静养调摄以待之，不可乱投药石。若以其不愈，或多方以取效，或更用重剂以希功，即使不误，药力胜而元气反伤。更或有不对症之药，不惟无益，反有大害，此所宜知也。况本原之病，必待其精神渐复。精神岂有骤长之理？至于外科，则起发成脓，生肌收口，亦如痘症，有一定之日期。治之而误，固有迁延生变者。若欲强之有速效，则如揠苗助长，其害有不可胜言者，乃病家医家皆不知之。医者投药不效，自疑为未当，又以别方试之，不知前方实无所害，特时未至耳，乃反误试诸药，愈换而病愈重。病家以医者久而不效，更换他医。他医遍阅前方，知其不效，亦复更换他药，愈治愈远。由是断断不死之病，亦不救矣。此皆由不知病愈有日期之故也。夫病家不足责，为医者岂可不知，而轻以人尝试乎？若医者审知之，而病家必责我以近效，则当明告之故，决定所愈之期。倘或不信，必欲医者另立良方，则以和平轻淡之药，姑以应病者之求，待其自愈。如更不信，则力辞之，断不可徇人情而至于误人。如此则病家一时或反怨谤，以后其言果验，则亦知我识高而品崇矣。

## 治病必考其验否论

天下之事，惟以口舌争而无从考其信否者，则是非难定。若夫医则有效验之可征，知之最易。而为医者，自审其工拙亦最易。然而世之择医者与为医者，皆惯惯而莫之辨，何也？古人用药，苟非宿病痼疾，其效甚速。《内经》云：一剂知，二剂已。又云：覆杯而卧。《伤寒论》云：一服愈者，不必尽剂。可见古人审病精而用药当，未有不一二剂而效者。故治病之法，必宜先立医案，指为何病，所本何方，方中用某药专治某症，其论说本之何书。服此药后，于何时减去所患之何病；倘或不验，必求所以不验之故，而更思必效之法。或所期之效不应，反有他效，必求其所以致他效之故；又或反增他症，或病反重，则必求所以致害之故，而自痛惩焉。更复博考医书，期于必愈而止。若其病本不能速效，或其病只可小效，或竟不可治，亦必预立医案，明著其说，然后立方，不得冒昧施治。如此自考，自然有过必知，加以潜心好学，其道日进矣。今之医者，事事反此，惟记方数首，择时尚之药数种，不论何病何症，总以此塞责，偶尔得效，自以为功。其或无效，或至于死，亦诿于病势之常，病家亦相循为固然，全不一怪。间有病家于未服药之前，问医者服此药之后，效验若何，医者答云：且看服后何如，岂有预期之理？病家亦唯唯自以为失言，何其愚也。若医者能以此法自考，必成良医。病家以此法考医者，必不为庸医之所误，两有所益也。

## 防微论

病之始生，浅则易治，久而深入，则难治。《内经》云：圣人不治已病治未病。夫病已成而药之，譬犹渴而穿井，斗而铸兵，不亦晚乎！《伤寒论》序云：时气不和，便当早言，寻其邪由，及在腠理，以时治之，罕有不愈。患人忍之，数日乃说，邪气入脏，则难可制。昔扁鹊见齐桓公云：病在腠理，三见之后，则已入脏，不可治疗而逃矣。历圣相传，如同一辙。盖病之始入，风寒既浅，气血脏腑未伤，自然治之甚易。至于邪气深入，则邪气与正气相乱，欲攻邪则碍正，欲扶正则助邪，即使邪渐去，而正气已不支矣。若夫得病之后，更或劳动感风，伤气伤食，谓之病后加病，尤极危殆。所以人之患病，在客馆道途得者，往往难治。非所得之病独重也，乃既病之后，不能如在家之安适，而及早治之，又复劳动感冒，致病深入而难治也。故凡人少有不适，必当即时调治，断不可忽为小病，以致渐深；更不可勉强支持，使病更增，以贻无穷之害。此则凡人所当深省，而医者亦必询明其得病之故，更加意体察也。

## 知病必先知症论

凡一病必有数症。有病同症异者，有症同病异者，有症与病相因者，有症与病不相因者。盖合之则曰病，分之则曰症。古方以一药治一症，合数症而成病，即合数药而成方。其中亦有以一药治几症者，有合几药而治一症者，又有同此一症，因不同用药亦异，变化无穷。其浅近易知者，如吐逆用黄连、半夏，不寐用枣仁、茯神之类，人皆知之。至于零杂之症，如《内经》所载，喘悗噫语，吞欠嚏呕，笑泣目瞑，嗌干，心悬善恐，涎下涕出，啮唇啮舌，善妄善怒，喜握多梦，呕酸魄汗等症，不可胜计。或由司天运气，或由脏腑生克，或由邪气传变，《内经》言之最详。后之医者，病之总名亦不能知，安能于一病之中，辨明众症之渊源？即使病者身受其苦，备细言之，而彼实茫然不知古人以何药为治，仍以泛常不切之品应命，并有用相反之药以益其疾者。此病者之所以无门可告也。学医者，当熟读《内经》，每症究其缘由，详其情状，辨其异同，审其真伪，然后遍考方书本草，详求古人治法。一遇其症，应手辄愈。不知者以为神奇，其实古圣皆有成法也。

## 补药可通融论

古人病愈之后，即令食五谷以养之，则元气自复，无所谓补药也。黄、农、仲景之书，岂有补益之方哉？间有别载他书者，皆托名也。自唐《千金翼》等方出，始以养性补益等各立一门，遂开后世补养服食之法。以后医家，凡属体虚病后之人，必立补方，以为调理善后之计。若富贵之人，则必常服补药，以供劳心纵欲之资，而医家必百计取媚，以顺其意。其药专取贵重辛热为主，无非参、术、地黄、桂、附、鹿茸之类，托名秘方异传。其气体合宜者，一时取效，久之必得风痹阴痼等疾，隐受其害，虽死不悔。此等害人之说，固不足论。至体虚病后补药之方，自当因人而施，视脏腑之所偏而损益之。其药亦不外阴阳气血，择和平之药数十种，相为出入，不必如治病之法，一味不可移易也。故立方只问其阴阳脏腑，何者专重而已。况膏丸合就，必经月经时而后服完。若必每日视脉察色而后服药，则必须一日换一丸方矣。故凡服补药，皆可通融者也。其有神其说，过为艰难慎重，取贵僻之药，以为可以祛病长生者，非其人本愚昧，即欲以之欺人耳。

## 轻药愈病论

古谚有不服药为中医之说，自宋以前已有之。

盖因医道失传，治人多误，病者又不能辨医之高下，故不服药，虽不能愈病，亦不至为药所杀。况病苟非死症，外感渐退，内伤渐复，亦能自愈，故云中医。此过于小心之法也。而我以为病之在人，有不治自愈者，有不治难愈者，有不治竟不愈而死者。其自愈之疾，诚不必服药；若难愈及不愈之疾，固当服药。乃不能知医之高下，药之当否，不敢以身尝试，则莫若择平易轻浅，有益无损之方，以备酌用，小误亦无害，对病有奇功，此则不止于中医矣。如偶感风寒，则用葱白苏叶汤，取微汗；偶伤饮食，则用山楂、麦芽等汤消食；偶感暑气，则用六一散、广藿汤清暑；偶伤风热，则用灯心竹叶汤清火；偶患腹泻，则用陈茶佛手汤和肠胃，如此之类，不一而足。即使少误，必无大害。又有其药似平常，而竟有大误者，不可不知。如腹痛呕逆之症，寒亦有之，热亦有之，暑气触秽亦有之。或见此症，而饮以生姜汤，如果属寒，不散寒而用生姜热性之药，与寒气相斗，已非正治，然犹有得效之理。其余三症，饮之必危，曾见有人中暑，而服浓姜汤一碗，覆杯即死。若服紫苏汤，寒即立散，暑热亦无害。盖紫苏性发散，不拘何症，皆能散也。故虽极浅之药，而亦有深义存焉。此又所宜慎也。凡人偶有小疾，能择药性之最轻淡者，随症饮之，则服药而无服药之误，不服药而有服药之功，亦养生者所当深考也。

## 腹内痈论

古之医者，无分内外，又学有根柢，故能无病不识。后世内外科既分，则显然为内症者，内科治之，显然为外症者，外科治之。其有病在腹中，内外未显然者，则各执一说，各拟一方，历试诸药，皆无效验。轻者变重，重者即殒矣。此等症，不特外科当知之，即内科亦不可不辨明真确。知非己责，即勿施治，毋至临危束手，而后委他人也。腹内之痈有数症，有肺痈，有肝痈，有胃脘痈，有小肠痈，有大肠痈，有膀胱痈。惟肺痈咳吐腥痰，人犹易辨，余者或以为癥结，或以为瘀血，或以为寒痰，或以为食积，医药杂投，及至成脓，治已无及。并有不及成脓而死者，病者医者，始终不知何以致死，比比然也。今先辨明痞结瘀血、寒痰食积之状。凡痞结瘀血，必有所因，且由渐而成。寒痰则痛止无定，又必另现痰症。食积则必有受伤之日，且三五日后，大便通即散。惟外症则痛有常所，而迁延益甚。《金匮》云：诸脉浮数，应当发热，而反渐渐恶寒，若有痛处，当发其痈。以手按肿上，热者有脓，不热者无脓。此数句乃内痈真谛也。又云：肠痈之为病，身甲错，腹皮急，按之濡如肿状，腹无积聚，身无热是也。若肝痈，则胁内隐隐痛，日久亦吐脓血。小肠痈，与大肠痈相似，而位略高。膀胱痈，则痛在少腹之下，近毛际，着皮即痛，小便亦艰而痛。胃脘痈，则有虚实二种，其实者易消，若成脓，必大吐脓血而愈。惟虚症则多不治，先胃中痛胀，久而心下渐高，其坚如石，或有寒热，饮食不进，按之尤痛，形体枯瘦，此乃思虑伤脾之症，不待痈成即死。故凡腹中有一定痛处，恶寒倦卧，不能食者，皆当审察，防成内痈。甚毋因循求治于不明之人，以至久而脓溃，自伤其生也。

## 围药论

外科之法，最重外治，而外治之中，尤重围药。凡毒之所最忌者，散大而顶不高。盖人之一身，岂能无七情六欲之伏火，风寒暑湿之留邪，饮食痰涎之积毒？身无所病，皆散处退藏，气血一聚而成痈肿，则诸邪四面皆会。惟围药能截之，使不并合，则周身之火毒不至矣。其已聚之毒，不能透出皮肤，势必四布为害，惟围药能束之使不散漫，则气聚而外泄矣。如此则形小顶高，易脓易溃矣。故外治中之围药，较之他药为特重，不但初起为然，即成脓收口，始终赖之，一日不可缺。若世医之围药，不过三黄散之类，每试不效，所以皆云围药无用。如有既破之后，而仍用围药者，则群然笑之。故极轻之毒往往至于散越，而不可收拾者，皆不用围药之故也。至于围药之方，亦甚广博，大段以消痰拔毒、束肌收火为主，而寒热攻提、和平猛厉，则当随症去取。世人不深求至理，而反轻议围药之非，安望其术之能工也。

## 《难经》论

《难经》，非经也。以经文之难解者，设为问难以明之，故曰《难经》，言以经文为难而释之也。是书之旨，盖欲推本经旨，发挥至道，剖晰疑义，垂示后学，真读《内经》之津梁也。但其中亦有未尽善者，其问答之词，有即引经文以释之者，经文本自明显，引之或反遗其要，以至经语反晦，或则无所发明，或则与两经相背，或则以此误彼，此其所短也。其中有自出机杼，发挥妙道，未尝见于《内经》，而实能显《内经》之奥义，补《内经》之所未发。此盖别有师承，足与《内经》并垂千古。不知创自越人乎？抑上古亦有此书，而越人引以为证乎？自隋唐以来，其书盛著，尊崇之者固多，而无能驳正之者。盖业医之辈，读《难经》而识其大义，已为医道中杰出之流，安能更深考《内经》，求其异同得失乎？古今流传之载籍，凡有舛误，后人无敢议者，比比然也，独《难经》乎哉！余详余所著《难经经释》中。

# 《伤寒论》论

仲景《伤寒论》，编次者不下数十家，因致聚讼纷纭。此皆不知仲景作书之旨故也。观《伤寒》叙所述，乃为庸医误治而设。所以正治之法，一经不过三四条，余皆救误之法，故其文亦变动不居。读《伤寒论》者，知此书皆设想悬拟之书，则无往不得其义矣。今人必改叔和之次序，或以此条在前，或以此条在后，或以此症因彼症而生，或以此经因彼经而变，互相诟厉。孰知病变万端，传经无定，古人因病以施方，无编方以待病。其原本次序，既已散亡，庶几叔和所定为可信，何则？叔和《序例》云：今搜采仲景旧论，录其症候、诊脉、声色，对病真方有神验者，拟防世急。则此书乃叔和所搜集，而世人辄加辩驳，以为原本不如此，抑思苟无叔和，安有此书？且诸人所编，果能合仲景原文否耶？夫六经现症，有异有同，后人见阳经一症，杂于阴经之中，以为宜改入阳经之内，不知阴经亦有此症也。人各是其私，反致古人圆机活法，泯没不可问矣。凡读书能得书中之精义要诀，历历分明，则任其颠倒错乱，而我心自能融会贯通，否则徒以古书纷更互异，愈改愈晦矣。

## 《金匮》论

《金匮要略》乃仲景治杂病之书也。其中缺略处颇多，而上古圣人，以汤液治病之法，惟赖此书之存，乃方书之祖也。其论病，皆本于《内经》，而神明变化之；其用药，悉本于《神农本草》，而融会贯通之。其方，则皆上古圣人历代相传之经方，仲景间有随症加减之法；其脉法，亦皆《内经》及历代相传之真诀。其治病无不精切周到，无一毫游移参错之处，实能洞见本源，审察毫末。故所投必效，如桴鼓之相应，真乃医方之经也！惜其所载诸病，未能全备，未知有残缺与否？然诸大症之纲领，亦已粗备，后之学者，以此为经而参考推广之，已思过半矣。自此以后之书，皆非古圣相传之真诀，仅自成一家，不可与《金匮》并列也。

# 《脉经》论

王叔和著《脉经》，分门别类，条分缕析，其原亦本《内经》，而汉以后之说，一无所遗。其中旨趣，亦不能划一，使人有所执持。然其汇集群言，使后世有所考见，亦不可少之作也。愚按：脉之为道，不过验其血气之盛衰寒热，及邪气之流在何经何脏，与所现之症，参观互考，以究其生克顺逆之理，而后吉凶可凭。所以《内经》《难经》及仲景之论脉，其立论反若甚疏，而应验如神。若执《脉经》之说，以为某病当见某脉，某脉当得某病，虽《内经》亦间有之，不如是之拘泥繁琐也。试而不验，于是或咎脉之不准，或咎病之非真，或咎方药之不对症，而不知皆非也。盖病有与脉相合者，有与脉不相合者，兼有与脉相反者。同一脉也，见于此症为宜，见于彼症为不宜；同一症也，见某脉为宜，见某脉为不宜。一病可见数十脉，一脉可现数百症，变动不拘。若泥定一说，则从脉而症不合，从症而脉又不合，反令人彷徨，无所适从。所以古今论脉之家，彼此互异，是非各别，人持一论，得失相半，总由不知变通之精义，所以愈密而愈疏也。读《脉经》者，知古来谈脉之详密如此，因以考其异同，辨其得失，审其真伪，穷其变通，则自有心得。若欲泥脉以治病，必至全无把握。学者必当先参于《内经》《难经》及仲景之说而贯通之，则胸中先有定见，后人之论，皆足以广我之见闻，而识力愈真。此读《脉经》之法也。

## 《千金方》《外台》论

仲景之学，至唐而一变。仲景之治病，其论脏腑经络、病情传变，悉本《内经》。而其所用之方，皆古圣相传之经方，并非私心自造，间有加减，必有所本。其分两轻重，皆有法度。其药悉本于《神农本草》，无一味游移假借之处。非此方不能治此病，非此药不能成此方，精微深妙，不可思议。药味不过五六品，而功用无不周。此乃天地之化机，圣人之妙用，与天地同不朽者也。《千金方》则不然，其所论病，未尝不依《内经》，而不无杂以后世臆度之说；其所用方，亦皆采择古方，不无兼取后世偏杂之法；其所用药，未必全本于《神农》，兼取杂方单方，及通治之品。故有一病而立数方，亦有一方而治数病。其药品有多至数十味者，其中对症者固多，不对症者亦不少，故治病亦有效有不效。大抵所重，专在于药，而古圣制方之法不传矣。此医道之一大变也。然其用意之奇，用药之巧，亦自成一家，有不可磨灭之处。至唐王焘所集《外台》一书，则纂集自汉以来诸方，汇萃成书，而历代之方，于焉大备。但其人本非专家之学，故无所审择，以为指归，乃医方之类书也。然唐以前之方，赖此书以存，其功亦不可泯。但读之者，苟胸中无成竹，则众说纷纭，群方淆杂，反茫然失其所据。故读

《千金》《外台》者，必精通于《内经》、仲景、本草等书，胸中先有成见，而后取其长而舍其短，则可资我博采之益。否则反乱人意，而无所适从。嗟乎！《千金》《外台》且然，况后世偏驳杂乱之书，能不惑人之心志哉！等而下之，更有无稽杜撰之邪书，尤不足道矣。

## 《活人书》论

宋人之书，能发明《伤寒论》，使人有所执持而易晓，大有功于仲景者，《活人书》为第一。盖《伤寒论》不过随举六经所现之症以施治，有一症而六经皆现者，并有一症而治法迥别者，则读者茫无把握矣。此书以经络病因，传变疑似，条分缕析，而后附以诸方治法，使人一览了然，岂非后学之津梁乎？其书独出机杼，又能全本经文，无一字混入己意，岂非好学深思，述而不作，足以继往开来者乎？后世之述《伤寒论》者，唐宋以来，已有将经文删改移易，不明不贯；至近代前《条辨》《尚论编》等书，又复颠倒错乱，各逞意见，互相辩驳，总由分症不清，欲其强合，所以日就支离。若能参究此书，则任病情之错综反覆，而治法仍归一定，何必聚讼纷纭，致古人之书，愈讲而愈晦也。

## 《太素脉》论

诊脉以之治病，其血气之盛衰，及风寒暑湿之中人，可验而知也。乃相传有《太素脉》之说，以候人之寿夭穷通，智愚善恶，纤悉皆备。夫脉乃气血之见端，其长而坚厚者，为寿之征；其短小而薄弱者，为夭之征；清而有神，为智之征；浊而无神，为愚之征。理或宜然，若善恶已不可知，穷通则与脉何与？然或得寿之脉，而其人或不谨于风寒劳倦，患病而死；得夭之脉，而其人爱护调摄，得以永年。又有血气甚清，而神志昏浊者，形质甚浊；而神志清明者，即寿夭智愚，亦不能皆验。况其他乎？又书中更神其说，以为能知某年得某官，某年得财若干，父母何人，子孙何若，则更荒唐矣。天下或有习此术而言多验者，此必别有他术，以推测而幸中，借此以神其说耳。若尽于脉见之，断断无是理也。

## 妇科论

妇人之疾，与男子无异，惟经期胎产之病不同，并多癥瘕之疾。其所以多癥瘕之故，亦以经带胎产之血，易于凝滞，故较之男子为多。故古人名妇科谓之带下医，以其病总属于带下也。凡治妇人，必先明冲任之脉。冲脉起于气街，（在毛际两旁）。并少阴之经挟脐上行，至胸中而散。任脉起于中极之下，（脐下四寸）。以上毛际，循腹里，上关元。又云：冲任脉皆起于胞中，上循背里，为经脉之海。此皆血之所从生，而胎之所由系。明于冲任之故，则本原洞悉，而后其所生之病，千条万绪，可以知其所从起。更参合古人所用之方，而神明变化之，则每症必有传受，不概治以男子泛用之药，自能所治辄效矣。至如世俗相传之邪说，如胎前宜凉，产后宜温等论，夫胎前宜凉，理或有之。若产后宜温，则脱血之后，阴气大伤，孤阳独炽，又瘀血未净，结为蕴热，乃反用姜桂等药，我见时医以此杀人无数。观仲景先生于产后之疾，以石膏、白薇、竹叶等药治之，无不神效。或云：产后瘀血，得寒则凝，得热则行，此大谬也。凡瘀血凝结，因热而凝者，得寒降而解。因寒而凝者，得热降而解。如桃仁承气汤，非寒散而何？未闻此汤能凝血也。盖产后瘀血，热结为多。热瘀成块，更益以热，则炼成干血，永无解散之日。其重者阴涸而即死，轻者成坚瘕、褥劳等疾。惟实见其真属寒气所结之瘀，则宜用温散。故凡治病之法，不本于古圣，而反宗后人之邪说，皆足以害人。诸科皆然，不独妇科也。

## 痘科论

今天下之医法失传者，莫如痘疹。痘之源，藏于脏腑骨脉，而发于天时。所谓本于脏腑骨脉者，凡人受生之初，阴阳二气，交感成形。其始因火而动，则必有渣滓未融之处，伏于脏腑骨脉之中，此痘之本源也。然外无感召，则伏而不出，及天地寒暑阴阳之气，渗戾日积，与人身之脏腑气血相应，则其毒随之而越，此发于天时者也。而天时有五运六气之殊，标本胜复之异。气体既禀受不同，感发又随时各别，则治法必能通乎造化之理，而补救之。此至精至微之术也，奈何以寒凉伐之，毒药劫之哉？夫痘之源，不外乎火，固也。然《内经》云：火郁则发之。其遇天时炎热，火甚易发者，清解固宜。若冬春之际，气为寒束，则不起发。发而精血不充，则无浆。浆而精血不继，即不靥。则温散、提托、补养之法，缺一不可，岂得概用寒凉？至其用蚯蚓、桑虫、全蝎等毒药，为祸尤烈。夫以毒攻毒者，谓毒气内陷，一时不能托出，则借其力以透发之，此皆危笃之症，千百中不得一者，乃视为常用之药，则无毒者，反益其毒矣。病家因其能知死期，故死而不怨。孰知服彼之药，无有不死，非其识见之高，乃其用药之灵也。故症之生死，全赖气血。当清火解毒者，则清火解毒；当培养气血者，则温托滋补，百不失一矣。呜呼！谬说流传，起于明季，至今尤甚。惟以寒药数品，按日定方，不效则继以毒药，如此而已。夫以至变至微之病，而立至定至粗之法，于是群以为痘科最易，不知杀人亦最多也。

## 附：种痘说

种痘之法，此仙传也。有九善焉：凡物欲其聚，惟痘不欲其聚，痘未出而强之出，则毒不聚，一也；凡物欲其多，痘欲其少，强之出必少，二也；凡物欲其大，痘欲其小，强之出必小，三也；不感时痘之戾气，四也；择天地温和之日，五也；择小儿无他病之时，六也；其痘苗皆取种出无毒之善种，七也；凡痘必浆成十分而后毒不陷，种痘之浆五分以上即无害，八也；凡痘必十二朝成靥，并有延至一月者，种痘则九朝已回，九也。其有种而死者，深用悔恨。不知种而死者，则自出断无不死之理，不必悔也。至于种出危险之痘，或生痘毒，此则医家不能用药之故。种痘之人更能略知治痘之法，则尤为十全矣。

## 幼科论

幼科，古人谓之哑科，以其不能言，而不知病之所在也。此特其一端耳。幼科之病，如变蒸胎惊之类，与成人异者，不可胜举。非若妇人之与男子异者，止经产数端耳。古人所以另立专科，其说精详明备。自初生以至成童，其病名不啻以百计。其治法立方，种种各别。又妇人之与男子病相同者，治亦相同；若小儿之与成人，即病相同者，治亦迥异。如伤食之症，反有用巴豆、硼砂；其余诸症，多用金石峻厉之药，特分两极少耳。此古人真传也！后世不敢用，而以草木和平之药治之，往往迁延而死。此医者失传之故。至于调摄之法，病家能知之者，千不得一。盖小儿纯阳之体，最宜清凉，今人非太暖，即太饱。而其尤害者，则在于有病之后，而数与之乳。乳之为物，得热则坚韧如棉絮。况儿有病则食乳甚稀，乳久不食，则愈充满，一与之吮，则迅疾涌出，较平日之下咽更多。前乳未消，新乳复充，填积胃口，化为顽痰，痰火相结，诸脉皆闭而死矣。譬如常人平日食饭几何，当病危之时，其食与平时不减，安有不死者哉？然嘱病家云：乳不可食。则群相诟曰：乳犹水也，食之何害？况儿虚如此，全赖乳养，若复禁乳，则饿死矣。不但不肯信，反将医家诟骂。其余之不当食而食，与当食而反不予之食，种种失宜，不可枚举。医者岂能坐守之，使事事合节耶？况明理之医，能知调养之法者，亦百不得一。故小儿之所以难治者，非尽不能言之故也。

## 疡科论

疡科之法，全在外治，其手法必有传授。凡辨形察色，以知吉凶，及先后施治，皆有成法。必读书临症，二者皆到，然后无误。其升、降、围、点、去腐、生肌、呼脓、止血、膏、涂、洗、熨等方，皆必纯正和平，屡试屡验者，乃能应手而愈。至于内服之方，护心托毒，化脓长肉，亦有真传，非寻常经方所能奏效也。惟煎方，则必视其人之强弱阴阳，而为加减，此则必通于内科之理，全在学问根柢。然又与内科不同。盖煎方之道相同，而其药则有某毒主某药，某症主某方，非此不效，亦另有传授焉。故外科总以传授为主，徒恃学问之宏博无益也。有传授，则较之内科为尤易。惟外科而兼内科之症，或其人本有宿疾，或患外症之时，复感他气，或因外症重极，内伤脏腑，则不得不兼内科之法治之。此必平日讲于内科之道而通其理，然后能两全而无失。若不能治其内症，则并外症亦不可救，此则全在学问深博矣。若为外科者不能兼，则当另请名理内科，为之定方。而为外科者，参议于其间，使其药与外症无害，而后斟酌施治，则庶几两有所益。若其所现内症，本因外症而生，如痛极而昏晕，脓欲成而生寒热，毒内陷而胀满，此则内症皆由外症而生，只治其外症，而内症已愈，此又不必商之内科也。但其道甚微，其方甚众，亦非浅学者所能知也。故外科之道，浅言之，则惟记煎方数首，合膏围药几料，已可以自名一家。若深言之，则经络脏腑、气血骨脉之理，及奇病怪疾，千态万状，无不尽识；其方亦无病不全；其珍奇贵重难得之药，亦无所不备。虽遇极奇极险之症，亦了然无疑，此则较之内科为更难。故外科之等级高下悬殊，而人之能识其高下者，亦不易也。

## 祝由科论

祝由之法，《内经》贼风篇，岐伯曰：先巫知百病之胜，先知其病所从生者，可祝而已也。又移精变气论，岐伯云：古恬憺之世，邪不能深入，故可移精祝由而已。今人虚邪贼风，内着五脏骨髓，外伤孔窍肌肤，所以小病必甚，大病必死，故祝由不能已也。由此观之，则祝由之法，亦不过因其病情之所由，而宣意导气，以释疑而解惑。此亦必病之轻者，或有感应之理，若果病机深重，亦不能有效也。古法今已不传，近所传符咒之术，间有小效，而病之大者，全不见功。盖岐伯之时已然，况后世哉？存而不论可也。

# 兽医论

禽兽之病，由于七情者少，由于风寒饮食者多，故治法较之人为犹易。夫禽兽之脏腑经络，虽与人殊，其受天地之血气，不甚相远，故其用药亦与人大略相同。但其气粗血浊，其所饮食，非人之饮食，则药亦当别有主治，不得尽以治人者治之矣。如牛马之食，则当用消草之药；犬豕之食，则当用消糠豆之药是也。又有专属之品，如猫宜乌药，马宜黄药之类。而其病亦一兽有一兽独患之病，此则另有专方主治，余则与人大段相同，但必剂大而力厚之方，取效为易。其中又有天运时气之不同，变化多端，亦必随症加减。此理亦广博深奥，与治人之术不相上下。今则医人之医尚绝传，况兽医乎？

# 四大家论

医道之晦久矣。明人有四大家之说，指张仲景、刘河间、李东垣、朱丹溪四人，谓为千古医宗。此真无知妄谈也。夫仲景先生，乃千古集大成之圣人，犹儒宗之孔子。河间、东垣，乃一偏之学；丹溪不过斟酌诸家之言，而调停去取，以开学者便易之门。此乃世俗之所谓名医也。三子之于仲景，未能望见万一，乃跻而与之并称，岂非绝倒？如扁鹊、仓公、王叔和、孙思邈辈，则实有师承，各操绝技，然亦仅成一家之言。如儒家汉唐诸子之流，亦断断不可与孔子并列，况三人哉！至三人之高下，刘则专崇《内经》，而实不能得其精义；朱则平易浅近，未睹本原；至于东垣，执专理脾胃之说，纯用升提香燥，意见偏而方法乱，贻误后人，与仲景正相反。后世颇宗其说，皆由世人之于医理全未梦见，所以为所惑也。更可骇者，以仲景有《伤寒论》一书，则以为专明伤寒，《金匮要略》则以为不可依以治病，其说荒唐更甚。吾非故欲轻三子也，盖此说行，则天下惟知窃三子之绪余，而不深求仲景之学，则仲景延续先圣之法，从此日衰，而天下万世，夭扎载途，其害不小，故当亟正之也。

# 医家论

医之高下不齐，此不可勉强者也。然果能尽智竭谋，小心谨慎，犹不至于杀人。更加以诈伪万端，其害不可穷矣。或立奇方以取异；或用僻药以惑众；或用参茸补热之药，以媚富贵之人；或假托仙佛之方，以欺愚鲁之辈；或立高谈怪论，惊世盗名；或造假经伪说，瞒人骇俗；或明知此病易晓，伪说彼病以示奇。如冬月伤寒，强加香薷于伤寒方内而愈，以为此暑病也，不知香薷乃其惑人之法也。如本系热症，强加干姜于凉药之内而愈，以为此真寒也，不知彼之干姜，乃泡过百次而无味者也。于外科则多用现成之药，尤不可辨，其立心尤险，先使其疮极大，令人惊惶而后治之；并有能发不能收，以至毙者；又有偶得一方，如五灰膏、三品一条枪之类，不顾人之极痛，一概用之，哀号欲死，全无怜悯之心。此等之人，不过欲欺人图利，即使能知一二，亦为私欲所汩没，安能奏功？故医者能正其心术，虽学不足，犹不至于害人。况果能虚心笃学，则学日进。学日进，则每治必愈，而声名日起，自然求之者众，而利亦随之。若专于求利，则名利必两失，医者何苦舍此而蹈彼也。

## 医学渊源论

医书之最古者《内经》，则医之祖乃岐黄也。然《本草》起于神农，则又在黄帝之前矣。可知医之起，起于药也。至黄帝，则讲夫经络脏腑之原，内伤外感之异，与夫君臣佐使，大小奇偶之制，神明夫用药之理，医学从此大备。然其书讲人身脏腑之形，七情六淫之感，与针灸杂法为多，而制方尚少。至伊尹有汤液治病之法，然亦得之传闻，无成书可考。至扁鹊、仓公，而汤药之用渐广。张仲景先生出，而杂病、伤寒专以方药为治，遂为千古用方之祖。而其方，亦俱原本神农、黄帝之精义，皆从古相传之方，仲景不过集其成耳。自是之后，医者以方药为重，其于天地阴阳，经络脏腑之道，及针灸杂术，往往不甚考求。而治病之法，从此一变。唐宋以后，相寻弥甚，至元之刘河间、张洁古等出，未尝不重《内经》之学。凡论病必先叙经文，而后采取诸家之说，继乃附以治法，似为得旨。然其人皆非通儒，不能深通经义，而于仲景制方之义，又不能深考其源，故其说非影响，即支杂，各任其偏，而不归于中道。其尤偏驳者，李东垣为甚，惟以温燥脾胃为主，其方亦毫无法度。因当时无真实之学，盗窃虚名，故其教至今不绝。至明之薛立斋，尤浮泛荒谬，犹圣贤之学，变而为腐烂时文，何尝不曰我明经学古者也，然以施之治天下，果能如唐虞三代者乎？既不知神农、黄帝之精义，则药性及脏腑经络之源不明也，又不知仲景制方之法度，则病变及施治之法不审。惟曰：某病则用某方，如不效，改用某方。更有一方服至二三十剂，令病者迁延自愈者。胸中毫无把握，惟以简易为主。自此以降，流弊日甚，而枉死载途矣。安得有参《本草》，穷《内经》，熟《金匮》《伤寒》者，出而挽救其弊，以全民命乎？其害总由于习医者，皆贫苦不学之人，专以此求衣食，故只记数方，遂以之治天下之病，不复更求他法，故其祸遂至于此也。

## 考试医学论

医为人命所关，故《周礼》医师之属，掌于冢宰，岁终必稽其事而制其食。至宋神宗时，设内外医学，置教授及诸生，皆分科考察升补。元亦仿而行之。其考试之文，皆有程式，未知当时得人何如？然其慎重医道之意，未尝异也。故当时立方治病，犹有法度。后世医者，大概皆读书不就，商贾无资，不得已而为衣食之计。或偶涉猎肆中，剿袭医书，或托名近地时医门下，始则欲以欺人，久之亦自以为医术不过如此。其误相仍，其害无尽，岐黄之精义几绝矣。若欲斟酌古今考试之法，必访求世之实有师承，学问渊博，品行端方之医。如宋之教授，令其严考诸医，取则许挂牌行道。既行之后，亦复每月严课，或有学问荒疏，治法谬误者，小则撤牌读书，大则饬使改业。教授以上，亦如《周礼》

医师之有等。其有学问出众，治效神妙者，候补教授。其考试之法，分为六科：曰针灸，曰大方，曰妇科，曰幼科兼痘科，曰眼科，曰外科。其能诸科皆通者，曰全科。通一二科者，曰兼科。通一科者，曰专科。其试题之体有三：一曰论，题出《灵枢》《素问》，发明经络脏腑、五运六气、寒热虚实、补泻逆从之理。二曰解，题出《神农本草》《伤寒论》《金匮要略》，考订药性、病变、制方之法。三曰案，自述平日治病之验否，及其所以用此方、治此病之意。如此考察，自然言必本于圣经，治必遵乎古法，学有渊源，而师承不绝矣。岂可听涉猎杜撰，全无根柢之人，以人命为儿戏乎？

## 医非人人可学论

今之学医者，皆无聊之甚，习此业以为衣食之计耳。孰知医之为道，乃古圣人所以泄天地之秘，夺造化之权，以救人之死。其理精妙入神，非聪明敏哲之人不可学也。黄帝、神农、越人、仲景之书，文词古奥，搜罗广远，非渊博通达之人不可学也。凡病之情传变，在于顷刻，真伪一时难辨，一或执滞，生死立判，非虚怀灵变之人不可学也。病名以千计，病症以万计，脏腑经络，内服外治，方药之书，数年不能竟其说，非勤读善记之人不可学也。又《内经》以后，支分派别，人自为师，不无偏驳。更有怪僻之论，鄙俚之说，纷陈错立，淆惑百端，一或误信，终身不返，非精鉴确识之人不可学也。故为此道者，必具过人之资，通人之识，又能屏去俗事，专心数年，更得师之传授，方能与古圣人之心，潜通默契。若今之学医者，与前数端，事事相反。以通儒毕世不能工之事，乃以全无文理之人，欲顷刻而能之。宜道之所以日丧，而枉死者遍天下也。

## 名医不可为论

为医固难，而为名医尤难。何则？名医者，声价甚高，敦请不易。即使有力可延，又恐往而不遇。

即或可遇，其居必非近地，不能旦夕可至。故病家凡属轻小之疾，不即延治，必病势危笃，近医束手，举家以为危，然后求之。夫病势而人人以为危，则真危矣。又其病必迁延日久，屡易医家，广试药石，一误再误，病情数变，已成坏症。为名医者，岂真有起死回生之术哉？病家不明此理，以为如此大名，必有回天之力，若亦如他医之束手，亦何以异于人哉？于是望之甚切，责之甚重。若真能操人生死之权者，则当之者难为情矣。若此病断然必死，则明示以不治之故，定之死期，飘然而去，犹可免责。倘此症万死之中，犹有生机一线，若用轻剂以塞责，致病人万无生理，则于心不安；若用重剂以背城一战，万一有变，则谤议蜂起，前人误治之责，尽归一人。虽当定方之时，未尝不明白言之。然人情总以成败为是非，既含我之药而死，其咎不容逭矣。又或大病瘥后，元气虚而余邪尚伏，善后之图，尤宜深讲。病家不知，失于调理，愈后复发，仍有归咎于医之未善者，此类甚多。故名医之治病，较之常医倍难也。知其难，则医者固宜慎之又慎，而病家及旁观之人，亦宜曲谅也。然世又有获虚名之时医，到处误人，而病家反云此人治之而不愈，是亦命也。有杀人之实，无杀人之名，此必其人别有巧术以致之，不在常情之内矣。

## 邪说陷溺论

古圣相传之说，揆之于情有至理，验之于疾有奇效，然天下之人，反甚疑焉。而独于无稽之谈，义所难通，害又立见者，人人奉以为典训，守之不敢失者，何也？其所由来久矣。时医之言曰：古方不可以治今病。嗟乎！天地之风寒暑湿燥火犹是也，生人七情六欲犹是也，而何以古人用之则生，今人用之则死？不知古人之以某方治某病者，先审其病之确然，然后以其方治之。若今人之所谓某病，非古人之所谓某病也。如风火杂感，症类伤寒，实非伤寒也。乃亦以大剂桂枝汤汗之，重者吐血狂躁，轻者身热闷乱，于是罪及仲景，以为桂枝汤不可用。不自咎其辨病之不的，而咎古方之误人，岂不谬乎！所谓无稽之邪说，如深秋不可用白虎。白虎乃伤寒阳明之药，伤寒皆在冬至以后，尚且用之，何以深秋已不可用？又谓痢疾血症，皆无止法。夫痢血之病，属实邪有瘀者，诚不可以遽止，至于滑脱空竭，非止不为功，但不可塞其火邪耳？又谓饿不死之伤寒，吃不死之痢疾。夫《伤寒论》中，以能食不能食，验中寒、中风之别，其中以食不食辨症之法，不一而足。况邪方退，非扶其胃气，则病变必多；宿食欲行，非新谷入胃，则肠中之气，必不下达。但不可过用耳。执饿不死之说，而伤寒之禁其食而饿死者多矣！谓痢疾为吃不杀者，乃指人之患痢，非噤口而能食者，则其胃气尚强，其病不死，故云。然非谓痢疾之人，无物不可食。执吃不杀之说，而痢疾之过食而死者多矣！此皆无稽之谈，不可枚举。又有近理之说，而谬解之者，亦足为害。故凡读书议论，必审其所以然之故，而更精思历试，方不为邪说所误。故圣人深恶夫道听途说之人也。

# 涉猎医书误人论

人之死，误于医家者，十之三；误于病家者，十之三；误于旁人涉猎医书者，亦十之三。盖医之为道，乃通天彻地之学，必全体明，而后可以治一病。若全体不明，而偶得一知半解，举以试人，轻浅之病，或能得效。至于重大疑难之症，亦以一偏之见，妄议用药，一或有误，生死立判矣。间或偶然幸中，自以为如此大病，犹能见功，益复自信。以后不拘何病，辄妄加议论，至杀人之后，犹以为病自不治，非我之过，于是终身害人而不悔矣。然病家往往多信之者，则有故焉。盖病家皆不知医之人，而医者写方即去，见有稍知医理者，议论凿凿，又关切异常，情面甚重，自然听信。谁知彼乃偶然翻阅及道听途说之谈，彼亦未尝审度从我之说，病者如何究竟，而病家已从之矣。又有文人墨客及富贵之人，文理本优，偶尔检点医书，自以为已有心得。旁人因其平日稍有学问品望，倍加信从，而世之医人，因自己全无根柢，辨难反出其下，于是深加佩服。彼以为某乃名医，尚不如我，遂肆然为人治病。愈则为功，死则无罪。更有执一偏之见，恃其文理之长，更著书立说，贻害后世。此等之人，不可胜数。嗟乎！古之为医者，皆有师承，而又无病不讲，无方不通，一有邪说异论，则引经据典以折之，又能实有把持，所治必中，故余人不得而参其末议。今之医者，皆全无本领，一书不读，故涉猎医书之人，反出而临乎其上，致病家亦鄙薄医者，而反信夫涉猎之人，以致害人如此。此其咎全在医中之无人，故人人得而操其长短也。然涉猎之人，久而自信益真，始误他人，继误骨肉，终则自误其身。我见甚多，不可不深省也。

## 病家论

天下之病，误于医家者固多，误于病家者尤多。医家而误，易良医可也；病家而误，其弊不可胜穷。有不问医之高下，即延以治病，其误一也。有以耳为目，闻人誉某医即信为真，不考其实，其误二也。有平日相熟之人，务取其便，又虑别延他人，觉情面有亏，而其人又叨任不辞，希图酬谢，古人所谓以性命当人情，其误三也。有远方邪人假称名医，高谈阔论，欺骗愚人，遂不复详察，信其欺妄，其误四也。有因至亲密友或势位之人，荐引一人，情分难却，勉强延请，其误五也。更有病家戚友，偶阅医书，自以为医理颇通，每见立方，必妄生议论，私改药味，善则归己，过则归人。或各荐一医互相毁谤，遂成党援，甚者各立门户，如不从己，反幸灾乐祸，以期必胜，不顾病者之死生，其误七也。又或病势方转，未收全功，病者正疑见效太迟，忽而谗言蜂起，中道变更，又换他医，遂至危笃，反咎前人，其误八也。又有病变不常，朝当桂、附，暮当芩、连；又有纯虚之体，其症反宜用硝、黄；大实之人，其症反宜用参、术；病家不知，以为怪僻，不从其说，反信庸医，其误九也。又有吝惜钱财，惟贱是取，况名医皆自作主张，不肯从我，反不若某某等和易近人，柔顺受商，酬谢可略。扁鹊

云：轻身重财不治，其误十也。此犹其大端耳。其
中更有用参、附则喜，用攻剂则惧。服参、附而死
则委之命，服攻伐而死则咎在医，使医者不敢对症
用药。更有制药不如法，煎药不合度，服药非其时，
更或饮食起居，寒暖劳逸，喜怒语言，不时不节，
难以枚举。小病无害，若大病则有一不合，皆足以
伤生。然则为病家者当何如？在谨择名医而信任之。
如人君之用宰相，择贤相而专任之，其理一也。然
则择贤之法若何？曰：必择其人品端方，心术纯正，
又复询其学有根柢，术有渊源，历考所治，果能十
全八九，而后延请施治。然医各有所长，或今所患
非其所长，则又有误。必细听其所论，切中病情，
和平正大，又用药必能命中，然后托之。所谓命中
者，其立方之时，先论定此方所以然之故，服药之
后如何效验，或云必得几剂而后有效，其言无一不
验，此所谓命中也。如此试医，思过半矣。若其人
本无足取，而其说又怪僻不经，或游移恍惚，用药
之后，与其所言全不相应，则即当另觅名家，不得
以性命轻试。此则择医之法也。

# 医者误人无罪论

人命所关亦大矣。凡害人之命者，无不立有报应。乃今之为名医者，既无学问，又无师授，兼以心术不正，欺世盗名，害人无算，宜有天罚，以彰其罪。然往往寿考富厚，子孙繁昌，全无殃咎，我殆甚不解焉。以后日与病者相周旋，而后知人之误药而死，半由于天命，半由于病家，医者不过依违顺命以成其死，并非造谋之人。故杀人之罪，医者不受也。何以言之？夫医之良否，有一定之高下，而病家则于医之良者，彼偏不信，医之劣者，反信而不疑。言补益者以为良医，言攻散者以为庸医，言温热者以为有益，言清凉者以为伤生。或旁人互生议论，或病人自改方药，而医者欲其术之行，势必曲从病家之意。病家深喜其和顺，偶然或愈，医者自矜其功。如其或死，医者不任其咎。病家因自作主张，隐讳其非，不复咎及医人。故医者之曲从病家，乃邀功避罪之良法也。既死之后，闻者亦相传，以为某人之病，因误服某人之药而死，宜以为戒矣。及至自己得病，亦复如此。更有平昔最佩服之良医，忽然自生疾病，反信平日所最鄙薄之庸医而伤其生者，是必有鬼神使之，此乃所谓命也。盖人生死有定数，若必待人之老而自死，则天下皆寿考之人而命无权，故必生疾病，使之不以寿而死。然疾病之轻重不齐，或其人善自保护，则六淫七情之所感甚轻。命本当死，而病浅不能令其死，则命又无权，于是天生此等之医，分布于天下。凡当死者，少得微疾，医者必能令其轻者重，重者死。而命之权于是独重，则医之杀人，乃隐然奉天之令，以行其罚，不但无罪，且有微功，故无报也。惟世又有立心欺诈，卖弄聪明，造捏假药，以欺吓人，而取其财者，此乃有心之恶，与前所论之人不同。其祸无不立至，我见亦多矣。愿天下之人细思之，真凿凿可征，非狂谈也。

# 《随身听中医传世经典系列》书目

## 一、医经类

黄帝内经·素问

黄帝内经·灵枢

内经知要

难经集注

## 二、伤寒金匮类

伤寒论

金匮要略

伤寒来苏集

伤寒贯珠集

注解伤寒论

## 三、诊法类

四诊抉微

濒湖脉学　奇经八脉考

脉诀汇辨

脉诀指掌病式图说

脉经

脉经直指

脉贯

脉理存真

赖氏脉案

辨症玉函　脉诀阐微

敖氏伤寒金镜录　伤寒舌鉴

诸病源候论

望诊遵经

## 四、本草方论类

本草备要

神农本草经百种录

神农本草经读

太平惠民和剂局方

汤头歌诀

医方集解

校正素问精要宣明论方

**五、外科类**

外科正宗

疡科心得集

洞天奥旨

**六、妇科类**

女科百问

女科要旨

傅青主女科

**七、儿科类**

小儿药证直诀

幼幼集成

幼科推拿秘书

**八、疫病类**

时病论

温疫论

温热经纬

温病条辨

**九、针灸推拿类**

十四经发挥

针灸大成

**十、摄生调养类**

饮膳正要

养生四要

随息居饮食谱

**十一、杂著类**

内外伤辨惑论

古今医案按

石室秘录

四圣心源　　　　医学源流论

外经微言　　　　医宗必读

兰室秘藏　　　　串雅内外编

血证论　　　　　证治汇补

医门法律　　　　扁鹊心书

医林改错　　　　笔花医镜

医法圆通　　　　傅青主男科

医学三字经　　　脾胃论

医学心悟　　　　儒门事亲

医学启源

获取图书音频的步骤说明：

1. 使用微信"扫一扫"功能扫描书中二维码。

2. 注册用户，登录后输入激活码激活，即可免费听取
   音频（激活码仅可供一个账号激活，有效期为自激
   活之日起 5 年）。

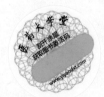

**上架建议：中医·古籍**

ISBN 978-7-5214-3018-9

9 787521 430189 >

**定价：24.00 元**

**获取图书音频的步骤说明：**

1. 使用微信"扫一扫"功能扫描书中二维码。

2. 注册用户，登录后输入激活码激活，即可免费听取音频（激活码仅可供一个账号激活，有效期为自激活之日起 5 年）。

**上架建议：中医·古籍**

ISBN 978-7-5214-3018-9

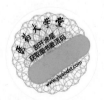

9 787521 430189 >

**定价：24.00 元**